Gesundsein ist etwas Göttliches

Gisela Friebel · Dr. Saptono Bambang

Gesundsein ist etwas Göttliches

von

Gisela Friebel
Dr. Saptono Bambang

Ariane Verlag

Die Deutsche Bibliothek – CIP-Einheitsaufnahme

Friebel, Gisela:
Gesundsein ist etwas Göttliches/von Gisela Friebel; Saptono
Bambang. – Königstein: Ariane-Verl., 1994
    ISBN 3-929960-07-9
NE: Bambang, Saptono:

Titelgestaltung:
Monika Mulzer-Adam

Gesamtherstellung: H. Stürtz AG, Würzburg

ISBN 3-929960-07-9

Inhaltsverzeichnis

Brauchen wir tatsächlich Gesundheit?

Wenn ich beschwerdefrei bin, bin ich auch gesund! Mein Arzt bzw. Fachärzte haben mich durchgecheckt und mir gesagt, daß ich wirklich gesund bin. Ich habe wieder einmal ein sehr ruhiges Gewissen. Man hat es mir sogar schriftlich gegeben! Also, warum soll ich dann noch weiter über mich nachdenken?

Was ich nicht weiß, macht mich nicht heiß! Andere Menschen mögen ja so denken?! Ich nicht, ich bin ja gesund! Ich bin ein Glückskind, ich kann so weiterleben wie bisher! Ist das nicht eine feine Sache?

Manchmal wundere ich mich schon ein wenig, wenn ich höre, daß Bekannte sich Operationen unterziehen müssen, obwohl sie auch vorher gesagt haben: „Mein Arzt hat zu mir gesagt, es sei alles in Ordnung. Einmal im Jahr eine Generalüberprüfung, und fertig."

„Sie haben nicht mal geraucht, getrunken, ja, sie haben richtig anständig gelebt. Es war bei Ihnen vorher überhaupt keine Diagnose festzustellen", so sagt es der Arzt, wenn Sie sich plötzlich operieren lassen müssen.

Das ist schon etwas seltsam! Aber ich beruhige mich wieder! Bei mir ist das etwas ganz anderes. Ich habe nur einen besseren Arzt. Er kann sich einfach nicht irren! Er darf sich einfach nicht irren! Ich besuche meine Freunde im Krankenhaus. Das ist doch selbstverständlich. Da liegen sie nun, blaß, krank, elend und haben Schmerzen. Vor ein paar Tagen waren wir alle noch fröhlich beisammen und haben gefeiert, Spaß gehabt. Und jetzt?

Ich denke über mich selber nach! Zum ersten Mal! Bin ich wirklich gesund? Was ist, wenn ich jetzt dort im Bett läge?

Soll ich dann vielleicht nur noch darauf warten, bis mich der Schöpfer zu sich nimmt? Oder kann man vielleicht noch etwas tun, um am Leben zu bleiben?

Muß ich vielleicht nur reich sein, um gesund zu sein? Renommierte Heiler und Ärzte, die kann ich mir doch nur leisten, wenn ich auch das nötige Kleingeld habe. Hängt davon vielleicht meine Gesundheit ab?

Ist das tatsächlich der Fall?

Ich werde unruhig!

Jeden Tag werden wir von Zeitungen, Radio und Fernsehen mit Informationen überfüttert: Von verschiedenen Krankheiten, die es angeblich früher nicht gegeben hat, von Umweltvergiftungen, die uns das Leben noch schwerer machen, von Strahlungen, denen wir alle ausgesetzt sind. Man denke nur mal an das Ozonloch!

Habe ich vielleicht deswegen weniger Chancen, gesund zu bleiben, weil ich behindert bin, oder Sozialempfänger? Ist das Gesetz gegen die Armen gerichtet? Oder liegt darin vielleicht die große Chance?

Es heißt jetzt schon lange nicht mehr: Weil Du arm bist, mußt Du auch früher sterben, sondern: Weil Du reich bist, wirst Du früher sterben. Arme bekommen oft nicht mehr die vielen „Segnungen" der Chemie, da die Kassen nicht mehr mitspielen.

Nur ein kleines Beispiel: Die frühere DDR! Dort waren die Menschen gesünder als bei uns im gelobten Westen. Erst nach dem Mauerfall hat sich im Osten auch alles verschoben.

Es gibt noch mehr Fragen, die ich mir jetzt auf einmal stelle, z.B. über sämtliche Ermäßigungen wie Telefon- und Fernsehgebühren, die ich nicht bezahlen muß, weil ich krank bin; dann die vielen Hilfsmittel, die da sind: Brille, Hörgeräte, Prothesen, Krücken, Beinprothesen, Zahnprothesen, evtl. Herzprothesen, Herzschrittmacher, Dialysegeräte; dann nicht zu vergessen – die Steuerermäßigung, auf die ich selbstverständlich auch nicht verzichten werde. Wieviele Menschen stehen geduldig auf einer Warteliste für eine Transplantation. Dann die Bypässe! Das *gute* Kortison nicht zu vergessen! Es nimmt mir in der Regel sofort die Schmerzen, wenn bei mir welche auftauchen. Ich habe Anspruch auf eine vollständige Heilmittelversorgung. Natürlich bekomme ich auch lebenslänglich meine Medikamente, wenn es der Arzt vorschreibt, z.B. um Bluthochdruck damit zu senken, – Insulin und vieles mehr.

Irgendwo habe ich mal gelesen: Wir Menschen können von unseren Fehlern viel lernen! Ist das wahr?

Was steht dem im Wege?

Die kleinen Sätze wie: ich hätte, ich würde, ich könnte, es hätte besser sein können, oder ich hätte alles anders machen sollen.

Und nicht nur das, wir haben auch sofort sehr viele Ausreden parat. Darin sind wir richtige Weltmeister. Nur nicht diese auslassen. Die beliebtesten sind: Hätte ich eine andere Ausbildung gehabt, oder einen anderen Beruf, oder ein anderes Elternhaus! Meine schlechte Kindheit ist daran schuld! Und wenn das noch nicht helfen sollte, gibt es noch immer die schlechten Erbanlagen! Dafür kann ich ja nun wirklich nichts!

Vielleicht, wenn ich früher geboren worden wäre, als die Umwelt noch nicht so vergiftet war! Vielleicht hätte ich auch gar keine Probleme bekommen, wenn ich als Mann bzw. als Frau geboren worden wäre.

Das sind alles nur einige von vielen Fragen. Fragen über Fragen! Vielleicht so viele wie Tropfen in einem Ozean sind? Werde ich vielleicht gesund, wenn ich meinen Beruf wechsle? Ist es das? Vielleicht sollte ich heiraten, oder wenn ich verheiratet bin, hätte ich lieber ledig bleiben sollen? Vielleicht machen mich die Kinder krank? Oder weil ich keine habe, bin ich krank? Vielleicht ist es die Gemeinschaft, in der ich lebe, die mich krank macht; oder weil ich so allein bin, deswegen bin ich krank geworden. Vielleicht bin ich krank, weil ich homosexuell bin oder weil ich bisexuell bin? Ja, vielleicht ist es noch besser, ich würde in einem anderen Land leben? Ja, das ist es!

Wann werde ich endlich gesund?

Warum nicht jetzt gleich damit anfangen?

Welche Struktur steckt hinter einer Gesundheit?

Das sind auf einmal ganz neue Gedanken! Zum ersten Male denke ich über Gesundheit nach!

Welche Struktur steckt hinter einer Gesundheit?

Wir können auf alle Fragen eine Antwort geben. Für alle unendlichen Fragen gibt es auch unendliche Antworten.

Folgende Tatsachen – Erfahrungstatsachen wohlgemerkt – haben für alle Zeiten eine feststehende Gültigkeit:

Gesundheit ist kein Privileg einer bestimmten Person. Gesundheit ist unabhängig von Vergangenheit, Gegenwart oder Zukunft bestimmter Menschen. Es hängt weder mit seinem Beruf, seiner Familienstruktur, seinem Geschlecht, seiner Rasse, Religion noch Nation zusammen.

Gesundsein ist eine göttliche Gnade, unabhängig davon, wieviele Krankheiten derjenige hatte, hat oder haben wird

Die vielen Namen, die die Wissenschaft den Krankheiten gegeben hat, verwirren nur den Menschen. Als ob Gesundheit abhängig von Krankheit wäre!

Wir sind folgendes gewöhnt zu hören: Jemand wird nach einer Gallenoperation aus dem Krankenhaus entlassen. Welcher Satz wird ihm von seinem Arzt mit auf den Weg in die „Freiheit" gegeben? „Sie können natürlich alles wieder essen und auch so weiterleben wie bisher." Der Patient nickt strahlend. „Vielen Dank, Herr Doktor – ich werde es beherzigen. Das Leben hat mich wieder."

Vergessen ist, daß ihm vor der Operation auffiel, wenn er etwas Falsches gegessen hatte, z.B. er zu Heißes oder zu Fettes zu sich genommen hatte, daß er dann unweigerlich Stunden später mit einer Kolik rechnen konnte. Doch der Arzt prägt ihm nochmals ein: „Die Operation hat Sie gesund gemacht."

Der Patient nimmt jetzt also den Gedanken mit nach Hause, er sei durch die Operation vollkommen von seiner Krankheit befreit worden. Der Arzt muß es ja wissen, schließlich hat er doch dafür alles gründlich studiert.

Aber der Schein trügt.

Wenig später ist das alte Leiden wieder da oder, was vielleicht noch schlimmer ist, es haben sich andere Krankheiten mit neuen Namen bei dem Patienten eingestellt. Der Arzt, den er jetzt wieder aufsucht, versichert ihm selbstverständlich: „Mit Ihrer Galle hat das nichts zu tun." Die anderen Krankheitsnamen betonieren diese Tatsache noch.

Wer ist jetzt unwissender?

Der Arzt oder der Patient?

Hat jemand Fehler gemacht?

Ja, selbstverständlich hat man Fehler gemacht!

Man macht solange Fehler, solange man nicht weiß, was man tun muß!

Derjenige, der es besser wissen müßte, also der Arzt, macht auch Fehler! Fehlermachen ist *menschlich*. In unserer Gesellschaft haben diese Fehler nur eine andere Qualität.

Wenn man weiß, wie man ein Auto fährt, macht man auch keine Fehler mehr. Weiß man es aber nicht, macht man viele Fehler beim Fahren und kann somit das Auto ruinieren.

Die liebevolle Fürsorge der Mutter Natur erlaubt, daß wir viele Fehler machen dürfen.

Obwohl wir alle täglich viele Fehler machen, müssen wir trotzdem diese Fehler nicht sofort mit Leiden bezahlen. Daß es so ist, liegt in der Allmacht Gottes und in der unerschöpflichen Liebe der Mutter Natur.

Die Wissenschaftler sprechen natürlich eine ganz andere Sprache. Allmacht Gottes und Liebe der Mutter Natur übersetzen sie folgendermaßen: „Solange kompensatorische Nebenstrecken noch funktionsfähig sind, kann auch die Hauptstraße ruhig blockiert sein – zwar im vermindertten Maße, aber alle Dinge können weiterlaufen bzw. weiterfließen."

Manchmal frage ich mich: Verstehen die Wissenschaftler überhaupt noch ihre eigene Sprache? Wie einfach und klar könnte man sich über alles unterhalten und – verstehen. Überlassen wir also den „komplizierten Umweg" den Wissenschaftlern. Wir – das heißt, wir einfachen Menschen – sprechen lieber über die Mutter Natur bzw. über Gott unseren Schöpfer. Er wird immer sein, war immer da und wird es auch in ewigen Zeiten sein und bleiben.

Überprüfen Sie, lieber Leser, folgenden Grund: Ob es uns also paßt oder nicht, jeder von uns ist bestimmten Naturgesetzen – Gottesgesetzen – unterworfen. Mit diesem Begriff: „Gesetz" ist bei uns sogleich der Gedanke Strafe, Gefängnis verknüpft. Wir sind also jemandem ausgeliefert. Das stimmt aber ganz und gar nicht! Ich spreche von dem ewig gültigen Gesetz, das vorhanden ist. Wir bestimmen, wie es für uns angewandt wird. Wir haben sozusagen immer eine Art von Spielraum. Wir bestimmen die Spielregeln und sonst niemand. Kein Mensch der Welt kann Ihnen ein „Gesetz" oder „Spielregeln" aufdrücken wie man einen Stempel aufdrückt.

Statt uns selbst zu segnen, fluchen wir in der Regel oder flüchten wir schamlos in Selbstmitleid.

Doch das Gesetz ist so liebevoll, daß es niemals gegen uns gerichtet ist. Die Wissenschaft will es uns glauben machen, damit sie dann noch mehr Macht über uns bekommt. Darin liegt der große Fehler. Es ist nicht wahr! Sie zerbrechen an ihren eigenen Gesetzen und Regeln. Würden sie tatsächlich an das glauben, was sie uns lehren wollen, würden sie sich tatsächlich wirklich daran halten, wieso sind dann so viele Ärzte krank? Stehen sie nicht ununterbrochen am Trog der „Weisheit"? Das versuchen sie uns doch täglich zu erklären. Wieso also wird ein Arzt krank? Haben Sie, lieber Leser, schon mal darüber nachgedacht?

Als Mensch soll ich mich freuen, daß ich geboren worden bin. Haben Sie schon mal darüber nachgedacht, daß es wirklich ein Privileg ist, als Mensch geboren worden zu sein? Haben Sie sich schon mal deswegen beim Schöpfer dafür bedankt?

Wir sind alle Geschöpfe Gottes, ob wir nun an Gott glauben oder nicht, die Tatsache allein bleibt bestehen. Allein durch die Tatsache, daß einige Menschen sagen, „ich glaube nicht an Gott", haben sie doch schon das Gegenteil bewiesen. Indem ich etwas verleugne, muß es doch vorhanden sein. Gäbe es Gott wirklich nicht, käme ich nie auf die Idee zu sagen, „ich glaube nicht an Gott!"

Wir können also die Gottesgesetze in uns stärken oder schwächen, je nachdem wie wir handeln oder uns abhängig oder unabhängig machen. Ein kleines Beispiel, das Ihnen, lieber Leser, es noch mehr verdeutlichen soll, was wir damit sagen möchten.

Wir können nur in einem Stadion Fußball spielen, wenn alle Voraussetzungen dazu geschaffen sind. Der Rasen muß gut sein, es müssen zwei Tore vorhanden sein usw. Entfernen wir nur die Tore, dann können wir kein Fußballspiel mehr ausrichten. Das Stadion ist zwar noch vorhanden, aber wir können es nicht mehr für den Zweck benutzen, wofür es erbaut wurde.

Wenn ich ganz alleine wäre, spielte es natürlich gar keine Rolle, ob das Stadion in einem guten oder schlechten Zustand ist, ob die Tore vorhanden sind, der Rasen Löcher aufweist oder nicht. Aber, da viele das Stadion benutzen – es sind immer mehr als nur ein Spieler, immer mehr als ein Benutzer bei einem Spiel vorhanden –, ist es doch gut, wenn mehrere dafür sorgen, daß immer alles in Ordnung ist, damit, wenn man spielen will, alles reibungslos verlaufen kann.

Verstehen Sie jetzt, wie wichtig es ist, daß wenigstens eine Person über alles genauestens Bescheid weiß, sich sozusagen um alles kümmert und Anweisungen gibt?

Das heißt also auf unseren Körper übertragen: Jede Schwächung unserer Gesundheit versucht das Naturgesetz zu neutralisieren, damit alles funktionsfähig bleibt.

Dieses Prinzip der Gegenseitigkeit der Mutter Natur mit uns war schon immer vorhanden. Dieses Prinzip wird auch nie aufhören zu existieren, auch wenn die Wissenschaftler es strikt leugnen, daß dieses Naturgesetz vorhanden ist. Ob wir es wahrhaben wollen oder nicht, es bleibt und wird ewig nicht an Gültigkeit verlieren.

Deshalb, nur deshalb schon lohnt es sich, gesund zu sein!

Egal wer ich bin!

Es ist eine „freiwillige" Pflicht, Eigenverantwortlichkeit für meine Gesundheit zu pflegen. Das ist allein das gültigmachende und ewig geltende Gesetz in uns.

Wir sind zwar pflegeleicht, aber nicht wartungsfrei! Ihr Auto ist es doch auch nicht! Wieso überwachen Sie täglich Ihr Auto? Sind Sie weniger wert? Überwachen Sie Ihr Auto deswegen so sorgfältig, weil es einen Gegenwert besitzt? Mit anderen Worten: Sie sind in Ihren Augen also nichts wert?

Es steht nicht umsonst in allen heiligen Schriften der unterschiedlichen Religionen ein berühmter Satz, den sich alle zu eigen machen sollten: „Was Du säst, wirst Du auch immer ernten."

Leider ist dieser Satz vollkommen falsch. Richtig muß es heißen: „*Wie* Du säst, wirst Du ernten."

Mens sana in corpore sano! Direkt übersetzt heißt es folgendermaßen: Geist gesund innerhalb Körper gesund.

Ein kranker Geist kann einen gesunden Körper zerstören. Ein Rauschgiftsüchtiger zerstört immer seinen gesunden Körper. Umgekehrt aber: Ein Wissenschaftler kann kreativ arbeiten, während sein Körper krank am Rollstuhl gefesselt ist. Geistige Gesundheit ist genauso wichtig wie körperliche Gesundheit. Beide ergänzen sich.

Noch einfacher dargestellt. Wenn ich bewußtlos bin, kann ich per Spritze zurückgeholt werden. Ich bin geistig wieder da!

Doch die Funktionen meines Körpers, also seine Bewegung, hängen mit der Nervenreizung zusammen und diese kommen immer vom Geist. Der Geist gibt sozusagen die „Steuerbefehle". Das kann der Geist aber nur, wenn er voll da ist. Er kann keine Befehle erteilen, wenn er sich in einem bewußtlosen Zustand befindet.

Sie wissen alle, wenn Sie Alkohol zu sich nehmen, daß Sie damit die Koordination zwischen Geist und Körper sofort stören. Es findet dann so etwas wie eine Entartung der Bewegungsabläufe statt. Torkeln, nicht mehr klar denken können etc.

Umgekehrt können wir aber mit bestimmten Stoffen diese gestörten Funktionen wieder aufheben bzw. normalisieren, bis maximal zu außergewöhnlichen Handlungen bringen, z. B. durch eine gezielte Hirsekur, Golden Yacca plus, Lichtkapseln etc.

Davon wird noch ausführlich in diesem Buch die Rede sein. Die Autoren haben sich zum Ziel gesetzt, daß Sie, lieber Leser, eigenständig Ihre Gesundheit wiederfinden, sie dann richtig pflegen.

Um das aber auch wirklich zu schaffen, müssen wir erst einmal unser Denkbewußtsein vollkommen ändern.

Wir werden Sie mit Dingen konfrontieren, die einfach, klar und vollkommen logisch sind.

Erst dann – und nicht früher – begreifen Sie, daß Gesundsein etwas Göttliches ist!

Wann spricht man von Egoismus, wann von Idealismus und wann von Kollektivismus?

Egoismus ist immer mit dem Wort „Haben" verbunden.
Allein haben!
Anders haben!
Gemeinsam haben!
Das Wort „Haben" kann sich auf Einzelegoismus, aber auch auf Gruppenegoismus beziehen.
Individualismus hängt mit dem Wort „sein" zusammen.
Individualismus muß nicht entartet sein.
Individualismus heißt übersetzt: Allein sein, anders sein, gemeinsam sein.

Eines habe ich sehr schnell gelernt: In der Natur ist jeder einmalig. Auch Sie, der Sie gerade dieses Buch lesen, bitte vergessen Sie nie mehr, *Sie sind einmalig*!

Es gibt *Ähnliches*! Gleiches gibt es nicht und wird es auch nie geben können. Es gibt nur ein einziges, was gleich ist. Das ist der Schöpfer, der Allmächtige, der Absolute!

Unsere Welt ist die relative Ebene. Und hier sind alle Dinge ewig veränderlichen Gesetzen unterworfen. Jedes Ding ist ewig veränderlich. Nur der Absolute bleibt immer gleich! Die Wissenschaft sagt: Naturgesetze können Dir nicht weiterhelfen. Glauben Sie doch nicht solchen Schwachsinn! Unsere Vorfahren haben noch daran geglaubt! Doch Sie sind ein moderner Mensch! Mit anderen Worten, an Gott lassen sie uns nicht mehr glauben, aber an ihre irrigen Theorien sollen wir glauben! Sie glauben tatsächlich, Gott vom Throne gestoßen zu haben – um ihn selbst einzunehmen! Sie brauchen die Wissenschaftler nur im Fernsehen hören! Wie allherrlich sie sich aufführen! Wie irrig sie sich verhalten! Denken wir an die Atomwissenschaftler! Ihre Zweifler und Mahner wurden lächerlich und mundtot gemacht. „Wir haben alles im Griff! Es kann nichts passieren! In Jahrmillionenjahren kann kein Atomkraftwerk explodieren. Wir, die Wissenschaftler haben alles überprüft!" Hören wir jetzt nicht ständig das gleiche über die Gentechnologie? Wer ihr nicht anhängen will, weil es gegen die Schöpfung ist. Das kann nicht gutgehen! Der Mensch ist einfach nicht fortschrittlich, er ist dumm, stellt sich gegen die Masse. Will keine neuen Arbeitsplätze schaffen! So einfach ist das! Sie haben alles im Griff! Wie eigentlich? Es werden schon Versuchsfelder angelegt. Nicht unter Glas! Offen, für alle sichtbar! Woher nehmen sie sich das Recht, in den Schöpfungsplan einzugreifen? Woher wissen diese Wissenschaftler, daß wirklich nichts passieren kann? Wahrscheinlich haben sie noch nie etwas von Windbestäubung gehört, oder vom Grundwasser. Auch dahin kann das Gen gelangen!

Das war ein kleiner Ausflug, um mal über das Absolute und Allmächtige in uns und um uns nachzudenken!

Doch schauen wir mal weiter:

Egoismus!

Was haben Sie für Sorgen?

Ich weiß, was es ist: *Haben*!

Stimmt das nicht?

Wir sind enttäuscht! Aber wir dürfen doch nicht enttäuscht sein, wenn wir nichts haben!

Wir besitzen nie! Wir besaßen auch nie! Und wir werden auch nie besitzen!

Unglaublich so etwas zu schreiben? Sie sind fassungslos? Wollen Sie vielleicht jetzt das Buch beiseite legen? Mit den Worten: „Das ist ja ausgemachter Quatsch! Natürlich habe ich! Vieles habe ich! Alles habe ich! Ich kann noch viel mehr haben, wenn ich will!"

Wir werden noch provokativer.

Haben Sie schon mal über Ihre Rechte nachgedacht? Welche Rechte habe ich? Hat jeder Rechte? Das Wort Rechte versöhnt Sie wieder? Wieso eigentlich?

Wir wiederholen nochmals, niemand kann je etwas haben. Das Wort *Haben* müssen wir durch das Wort *Nutzungsrecht* eintauschen.

Nutzungsrecht!

Niemand von uns kann haben, weder zeitweilig noch ständig! Wir besitzen auf alle Dinge nur ein Nutzungsrecht! Und dieses Nutzungsrecht hat einen dynamischen Charakter und eine dynamische Qualität.

Das ist wie eine zweiseitige Münze. Auf der einen Seite eine Zahl, auf der anderen Seite der Adler! Beide Seiten machen erst die Münze aus. Sehen wir es mal anders! Eine Seite Pflicht und eine Seite Recht! Wir haben nur 100%iges Nutzungsrecht, wie wir auch 100%ige Pflegepflicht übernehmen.

Haben wir nur 50% Nutzungsrecht, haben wir auch nur 50% Pflegepflicht.

Verzichten wir auf unsere Pflegepflicht bzw. Verantwortung, dann haben wir Null Rechte. Wir sind dann nur Abhängige und sind somit entrechtet! Das bedeutet auch, wir leben wie ein Fußball nach einem Zufallsprinzip und richten uns nach der jeweiligen Meinung, die gerade herrscht. Wir sind dann nichts anderes als mickrige Mitläufer. Wir sind mal links, mal rechts. Wir können uns nie richtig entscheiden. Morgen könnte es ja schon wieder anders sein, und dann blamiere ich mich, also lebe ich lieber in einer Abhängigkeit. Dann müssen die anderen für mich entscheiden. Außerdem ist das auch viel bequemer für mich.

Mit anderen Worten: Lebe ich in guter Umgebung, geht es mir gut, lebe ich in schlechter Umgebung, dann muß es mir auch schlecht ergehen!

Ist das wirklich nur eine extrem mathematische Vorstellung? Begreifen Sie jetzt endlich, daß Sie nicht kneifen können? Wer auf seine Rechte pocht, muß Pflichten übernehmen. Wir müssen wieder lernen, wie wichtig es ist, für uns Selbstverantwortung zu übernehmen! Tun wir es nicht, bleiben wir ewig krank und siech! Denken Sie, lieber Leser, mal darüber nach und Sie werden wieder die Fähigkeiten entdecken, die bereits in Ihnen sind. Sie müssen Sie nur wieder richtig pflegen, das ist alles.

Wir müssen nur wieder auf Mutter Natur bzw. unseren allmächtigen Schöpfer hören, dann wissen wir auch, was wir tun müssen. Wir müssen zuerst unsere Pflegepflicht voll akzeptieren und anerkennen. Pflegepflicht heißt, auf seine Gesundheit zu achten. Hören wir in uns, wissen wir oft sehr schnell, was gut für uns ist! Sobald Sie das erkannt haben, hören Sie auf, ein billiger Sklave zu sein, dem man buchstäblich das Fell über die Ohren ziehen kann. Und Sie bezahlen auch noch dafür in der Regel. Nur weil Sie auf Ihre Rechte gepocht haben, werden Sie niemals Ihre Gesundheit zurückerlangen.

Wenn Sie zuerst auf Ihre Gesundheit bedacht sind, kommt es automatisch, daß Sie dann auch für die kollektive Gesundheit zuständig werden.

Es ist nicht verwunderlich, daß viele unterschiedliche Meister auf der Welt zu diesem Thema Unterricht geben. Wir glauben schon wieder: Nur wenn ich den richtigen „Meister" gehört habe, dessen Kurse belege, kann ich wieder gesund werden. Auch davon werden wir nicht verschont. Werden wir doch damit überschwemmt! Also hast Du schon wieder eine Ausrede und sagst Dir sofort: „Ich habe kein Geld für solche Kurse. Die kann ich mir nie und nimmer leisten. Von der vielen Zeit, die man auf solche Kurse verwenden muß, mal ganz zu schweigen." Du würdest ja jetzt gerne diesen neuen Weg der Pflichten gehen, doch leider, leider...

Wir sagen Ihnen: Sie brauchen keinen Pfennig auszugeben.

Sei also nicht wieder heuchlerisch! Wenn Du wirklich gesund werden willst, dann gib Dich hin, sei empfänglich. Auf ehrliche und einfache Methode wird man immer alles bekommen, was für einen gut und richtig ist. Es sind auch immer ganz natürliche Techniken, die letztendlich wirklich helfen.

Das entspricht dem berühmten Spruch: „Wenn der Schüler bereit ist, stellt sich auch der richtige Meister ein."

Ungefähr so:

1. Sie müssen erst einmal lernen, sich so zu akzeptieren, wie Sie sind!

Es ist ganz normal, wenn es Ihnen anfangs noch Schwierigkeiten bereiten sollte. Versuchen Sie sich jeden Tag darin zu üben.

Ich bin so wie ich bin und bin dankbar dafür!

Ich bin einmalig!

Nie werde ich meine Einmaligkeit verlieren!

Niemand kann mir meine Einmaligkeit nehmen!

Ich bin für alle Zeiten einmalig!

2. Wir sind gewöhnt, Ursachenforschung zu betreiben.

Das ist nur gut für die Unterhaltung, hilft mir aber nicht weiter. Deshalb nie mehr Schuldzuweisungen aufstellen! Beschuldigen Sie niemanden mehr! Auch sich selbst nicht! Das mußt Du in Deinem Leben integrieren. Schuld gibt es niemals! Ich habe es immer persönlich zugelassen! Sei also nie mehr Richter! Natürlich braucht man eine ganze Weile, um zu dieser Einstellung zu gelangen! Sie ist aber sehr wichtig! Fangen Sie sofort damit an!

Ich habe alles zugelassen! Weder ich noch andere sind schuld daran!

3. Vergangenheit – so gut und so schlecht sie auch war – bleibt Vergangenheit! Das bedeutet nicht, daß ich sie unbedingt vergessen muß. Doch ab heute weiß ich, ich verschwende keine Energie mehr dafür, um darüber nachzugrübeln. Ich sage nie mehr: „Ich hätte, ich wäre, ich würde." Es hilft mir nicht weiter. Im Gegenteil, ich verschwende unendlich viel Energie!
Ich vergeude niemals mehr Energie! Ich brauche meine Energie, um gesund zu werden oder zu bleiben! Dafür habe ich die Energie vom Schöpfer bekommen. Nur dafür!

4. Über die Zukunft.
Viele Menschen leben nur deswegen nicht wirklich, weil sie ständig an ihre Zukunft denken. So ein Quatsch! Immer stellt sich dann heraus, sie ist doch ganz anders – die Zukunft!
Schaue ich um mich herum, sehe ich ständig, daß gestorben wird. Ich lese es in der Zeitung und im Fernsehen reden sie darüber. Mal sind es junge Menschen, die sterben, dann Greise, Säuglinge sterben. Man liest von Selbstmorden, vom Herzinfarkt, natürlich den Krebstod nicht zu vergessen. Auch die Katastrophenunfälle nicht zu vergessen! Man stirbt im Bett, im Flugzeug, im Auto verbrennen Menschen. Sie ertrinken, ersticken. Und plötzlich ist mir klar, ich kann in jeder Sekunde des Tages sterben. Die einen sterben im gesunden Zustand, die ande-

ren möchten gern sterben, besonders die Schwerkranken, aber sie können nicht sterben.

Ist es da nicht doch besser, gesund zu sein? Kranksein ist mit viel Leiden verbunden, mit Schmerzen und unangenehmen Empfindungen und Gefühlen, die quälend sein können. Mit anderen Worten, es ist zuviel Energieverbrauch, für den Geist und für den Körper! Ich habe meine ganze Energie auf meine Krankheit gelenkt, statt gesund zu werden! Ich habe also gar nicht wirklich gelebt!

Also, denke niemals an die Zukunft! Die Zukunft fängt schon in der nächsten *Sekunde* an. Wenn ich einen Punkt hinter einen Satz setze, ist er schon Vergangenheit. Gegenwart verbraucht fast keine Energie! Aber die Vergangenheit wie die Zukunft rauben Dir Deine Energie! Die Gegenwart ist gleitend, fließend.

Also aufhören, sich zu sorgen!

Sorge Dich nicht, sondern sei nützlich!

Diene!

Wir überlassen es Ihrer Phantasie, wie Sie Ihren Beitrag der Dienstleistung für die Menschheit und die Natur sehen wollen.

Hauptsache dabei ist, daß man immer ehrlich dient!

Dienen um des Dienens willen, nicht um Anerkennung zu erheischen! Das ist dann schon lange kein Dienen mehr! Will ich Anerkennung, dann zwinge ich mein Dienen sofort anderen Menschen auf! Das ist schon wieder nicht echt!

Ihr Körper und der Allmächtige lassen sich nie und niemals betrügen! Sie durchschauen Sie sofort! Sie können andere belügen und etwas vormachen – nur nicht sich selber und Gott! Ihr Körper rächt sich sehr schnell, wenn Sie „falsch" handeln.

5. Gott ist überall.
Gott sieht, hört alles. Haben Sie nur wenige Habseligkeiten, die Sie Ihr eigen nennen können, dann pflegen Sie auch diese liebevoll. Denn diese Wenigkeit ist auch von IHM!
Suchen Sie die Liebe Gottes!
Sie ist überall!
Auch wenn Sie es noch immer nicht wahrhaben wollen, sie ist auch in Ihrer vermeintlichen „Wenigkeit".
Merken Sie sich eins für alle Zeiten: Es gibt nichts, was ohne Gott existieren kann!
Viele Ärzte glauben nicht an Gott – darum sind sie ja auch so „allherrlich!"

Pantja Adat oder die 5 Gepflogenheiten

Pantja Adat kommt aus dem ayurvedischen. Es hat seit tausenden von Jahren an Gültigkeit nicht verloren. Wir Europäer können noch sehr viel von anderen Kulturen lernen, zumal sie bis heute unverfälscht geblieben sind, was man von unserem Vorwissen nicht mehr behaupten kann.

Die fünf Gepflogenheiten heißen da:

1. Gottheit – Naturgesetze, Trihatmo – 3-Einigkeit
2. Mens sana in corpore sano

3. Ethik
4. Ästhetik
5. Statistik

Auch dieses Wissen hat etwas mit Ihrer Gesundheit zu tun. Nur wenn man Körper, Geist und Seele mit einbezieht, kann man wahre Gesundheit zurückerlangen, oder sie erst gar nicht verlieren.

Hören wir also, was Ajurveda zu sagen hat:
Die fünf Gepflogenheiten können nur zusammen wirksam sein. Keines kann selbständig für sich sein. Jeder einzelne Begriff beinhaltet die anderen vier Begriffe. *Statistik* beinhaltet die Begriffe Qualität und Quantität.

Qualität ist *wie* und Qantität ist *wieviel*. Das ist nicht schwer zu begreifen. Selbst wenn wir auch versuchen, qualitativ etwas zu erreichen, verwechselt man es mit Quantität. Qualität ist niemals Quantität. Qualität beinhaltet Quantität, aber Qualität ist unabhängig von Quantität; z. B. durch gute und richtige Ernährung (das ist Qualität) kann ich gesund werden. Nur durch viel Nahrung (Quantität) kann ich niemals meine Gesundheit unterstützen. Quantität kann ja auch dann schlechte Nahrung sein. Bei Quantität kommt es ja nur auf die Menge an. Verstehen Sie das jetzt richtig? Immer ist Qualität ausschlaggebend. Ein guter Therapeut ist für Sie ausschlaggebender als eine Klinik voller Ärzte, die falsch therapieren. Man will uns aber genau das Gegenteil beweisen. Geräte, viele Geräte, viele Fachärzte garantieren dir Gesundheit. Das wird gesagt, aber es entspricht keineswegs den Tatsachen. Wäre es wirklich so, dürfte es bei uns in Deutschland keine Kranken mehr geben.

Noch einmal: Qualität kann Quantität beinhalten, aber Qualität ist immer unabhängig von Quantität.

Das liegt an der Dynamik.

Einfacher gesagt, „wie Du säst wirst Du auch immer ernten".

Hast Du viele Ärzte, die eine Meinung abgeben, dann hast Du auch viele Diagnosen. Jeder Arzt will recht behalten, also mußt Du dir viele Therapien gefallen lassen.

Alle Dinge in unserem Kosmos sind aber einmalig. Auch Sie sind einmalig! Das haben Sie ja nicht vergessen. Sie sind einmalig!

Glaube ich nicht an die Einmaligkeit, wird diese ständig verändert. Steter Tropfen höhlt den Stein. Wenn ich Ihnen lange genug einbleue, Quantität ist ausschlaggebend, glauben Sie am Ende daran. Sie wollen ja nicht denken. Das ist unbequem. Das Denken überlassen Sie anderen. Ganz besonders das Denken über Ihre Krankheit! Warum eigentlich tun Sie das? Haben Sie schon mal daran gedacht, daß Sie nie einen Arzt oder Fachexperten benötigen, um sich krank zu machen? Das schaffen Sie von ganz alleine. Krank zu werden ist viel komplizierter als wieder gesund zu werden. Sie sind immer Ihr eigenes Opfer. Sie sind also Täter und Opfer zugleich. Nur Sie haben die Macht, sich wieder gesund zu machen.

Es gibt nichts schlechteres oder besseres, sondern es gibt immer nur anderes. Deshalb vergeuden Sie nicht Ihre Zeit und Energie, um sich mit anderen Personen zu vergleichen.

Ich hätte! Ich wäre... usw. Der Mensch hat auch meine Krankheit, also brauche ich auch seine Therapie, seine Medikamente. Das ist Quatsch. Es kann nicht funktionieren. Sie sind einmalig! Es gibt große, kleine, dünne, dicke Leute, alte, kranke, fröhliche, traurige Menschen. Jeder ist einmalig! In der modernen Medizin nimmt man darauf wenig oder keine Rücksicht.

Sie schaffen alles, Sie müssen es nur wollen!

Vergessen Sie nie: Eine Million fängt auch immer mit einem Pfennig an.

Gesundheit ist immer wichtiger als Schönheit!

Gesundheit ist letztendlich Schönheit! Schönheit ist sozusagen dann als Nebenprodukt zu sehen. Strahlen Sie Gesundheit aus, dann besitzen Sie einen eigenen Reiz an Schönheit. Dem kann sich dann keiner entziehen. Es ist, als leuchte man von innen. Bin ich wirklich gesund, ist auch mein Denken gesund!

Wenn wir in diesem Buch über die Hirsekur schreiben, dann nicht, um abzunehmen. Das ist niemals das Ziel einer Hirsekur, sondern die Gesundheit. Selbst wenn das Schlanksein für Sie sehr wichtig ist, beginnen Sie nie aus diesem Grunde die Hirsediät.

Wenn Sie erkennen, wie schön es ist, gesund zu sein oder es wieder zu werden, dann begreifen Sie auch, wie vollkommen unwichtig das Abnehmen für Sie geworden ist.

Es ist kein Geheimnis, daß Schauspieler sich liften lassen, Schlankheitsdiäten durchziehen. Sie alle sind nur kurzfristig schön, danach sind sie viel schlechter dran. Danach fangen nämlich ihre gesundheitlichen Probleme an. Oft altern sie um Jahre durch solche Torturen, werden zum Teil auch noch psychisch krank und nehmen oft auch eine unnatürliche Körperhaltung an, damit ihre „erkaufte Schönheit" so lange es irgend geht, erhalten bleibt, bis sie wieder in den gleichen Teufelskreis geraten. Tina Onassis ist daran gestorben. Sie hat immer wieder Gewaltkuren durchgezogen. Ihre Ärzte haben es zugelassen. Sie wissen es aber jetzt besser. Das sind alles nur Maßnahmen, die man mit Krückstöcken vergleichen kann, die man tragen muß, wenn man sich ein Bein gebrochen hat.

Genau das Gegenteil ist aber der Fall, der den anderen Weg geht. Wer sorgfältig mit seiner Gesundheit umgeht, der kann sozusagen seine Schönheit beliebig manipulieren. Für diese Menschen ist das alles vollkommen unwichtig. Sie leben und halten sich gesund, sie kümmern sich nicht um Diätvorschriften, Schminke, Sonnenbänke etc. Diese Menschen haben bis ins hohe Alter eine sehr starke Anziehungskraft. Sie strahlen damit auf ihre Umgebung eine reine Frische aus. Haben Sie das nicht schon mal selber erlebt? Von diesen Menschen geht ein Fluidum aus, dem man sich einfach nicht entziehen kann. Diese Menschen sind in der Regel auch voller Freude und Glück. Sie kennen weder Haß noch Neid noch Geldsucht! Sie sind mit einem Wort fröhliche, glückliche Menschen. Wollen wir das nicht auch alle sein? Denken wir doch mal an Louis Trenker! Er ist über neunzig geworden und sah fabelhaft aus. Mit ihm zusammenzusein, war einfach ein Genuß. Solche Menschen kann man überall finden. Man muß nur ein Auge für die innere, strahlende Schönheit haben.

Sie werden sozusagen durchstrahlt von ihrer Gesundheit. Sie können sogar äußerlich Staub, Bazillen etc. ertragen, weil Sie sich nicht fürchten müssen. Wer gesund ist, kann auch Bazillen und Dreck mit Gelassenheit ertragen. Die Natur bleibt auch nach Tschernobyl bestehen, weil sie keine Angst kennt. Wer Angst hat, wird immer krank bleiben. Wer Angst hat, eine Therapie zu versäumen, der ist es nicht wert, Gesundheit zu finden. Was haben wir gesagt: Sie können sich und die Allmacht nicht belügen! Die Allmacht – der Schöpfer – ist immer gut und schenkt mit vollen Händen. Sie müssen nur offen für diese Geschenke sein. Glaube und Vertrauen sowie Fröhlichkeit, das sind die Eintrittskarten für ein wunderbares Leben.

Darum ist es vollkommen unwichtig, welches Körpergewicht Sie haben. Lassen Sie sich nie etwas aufzwingen, nur weil ein paar Modeschöpfer oder Wissenschaftler es uns einzureden versuchen. Sie wollen nur immer eins: Ihr Geld, und sonst gar nichts! Ihr gesunder Menschenverstand ist viel mehr wert als alle Studienfächer an den Unis der Welt.

Zu Rubens' Zeiten waren Dicke das Ideal! Wer dick war, war einfach schön! Twiggy sagte: „Dünne Bohnenstangen sind das Ideal!" Wie viele haben sich damals zu Tode gehungert!

Wir müssen nur unsere ureigenste Figur finden und dann vollkommen dazu stehen. Wir müssen nur gesund sein, von innen heraus!

Bin ich dick und keuche schon mit zwanzig wie ein Walroß die Treppen rauf, dann bin ich nicht mehr gesund! Bin ich dick und renne leichtfüßig die Treppen rauf, bin ich gesund. Darin liegt der Unterschied. Schönheit kann man sich niemals erkaufen!

Das geht einfach nicht!

Keine Schminke, Pillen, Sprays etc. machen Sie wirklich schön, sondern nur krank, und Sie verdecken auch damit noch die ersten Anzeichen einer beginnenden Krankheit.

Ein altes Sprichwort sagt: „Ich kann Dich nicht riechen." Damit meint man, den Menschen mag ich nicht. Darin liegt die ganze Wahrheit versteckt. Tiere erkennen noch jetzt am Geruch ihre Mutter. Früher war es auch so bei uns Menschen. Da konnte man am Geruch erkennen, ob man gut Freund werden konnte oder nicht. Wer gut riecht, ist immer gesund! Klar wie ein Bergquell! Das kann man nirgends kaufen. Alles andere ist sozusagen Maske! Man versteckt sein wahres Ich! Will also nicht zeigen, wie man wirklich ist. Vielleicht hat man sogar vor seinem eigenen Geruch Angst?

Und da wachen Sie noch immer nicht auf und merken, daß Sie krank sein müssen!

Nur wer einen gesunden Stuhl hat, der ist immer geruchlos, ist auch gesund! Riecht er, denken Sie daran, daß diese negativen Gase die ganze Zeit Ihren Körper verseucht haben. Und nicht nur das, die Gase steigen auch bis ins Gehirn hinauf. Eine unangenehme Wahrheit? Sie entspricht aber der Wirklichkeit. Dieses Gesetz besteht, solange es Menschen gibt.

Benutzen Sie keine Sprays, besonders im Intimbereich nicht. Sie verursachen auf Dauer viele Krankheiten. Sprays sind in der Regel Chemie! Ihr Körper kann keine Chemie verkraften. Was Chemie alles kann, sehen Sie doch täglich in der Natur. Wälder, Felder, Meere, Flüsse, alles, selbst unsere Tiere werden krank von Chemie! Und Sie nehmen es freiwillig auf sich! Durch die Poren dringt jede Chemie in den Körper. Das macht krank.

Früher war es schick, wenn man ein Korsett trug. Daß dadurch das Rückgrat kaputtging, wen kümmerte es. Es ging soweit, daß viele Frauen ohne Korsett regelrecht zusammenbrachen. Oder im alten China wurden die Füße eingebunden. Erinnern Sie sich noch an die Stöckelschuhzeit? Wer wirklich gesund ist, kann fröhlich auf alles verzichten und vertuscht nichts mehr.

Darf ich Ihnen kurz meine eigene Geschichte erzählen? Ich, Gisela Friebel-Röhring, erkrankte 1983 an Krebs! Kirschkerngroß war der Knoten in der Brust. Keine Schmerzen, nichts! Nur dieser Knoten! Ärzte amputierten sofort die Brust, entfernten die Lymphe und stülpten mir dann noch eine Chemo über. Natürlich hatte ich auch schon den Friedhofsschein in der Tasche. Nur das Datum fehlte. Ich war jetzt todkrank, krümmte mich vor Schmerzen, war verstümmelt, aufgedunsen, verlor zu 2/3 meine Haare. Ich hatte Falten und sah wie ein Plattfußindianer aus, und die Haare, die dann nachwuchsen, waren grau. Mit 42 Jahren sah ich wie eine 65jährige verlebte, alte Frau aus. Das alles schaffte die Schulmedizin in nur wenigen Monaten. Meine Lebenserwartung war gleich null! Ganz langsam begriff ich, daß alles Unsinn war. Ich lebte sowieso nur noch auf kurze Zeit. Also beschloß ich jetzt, elegant zu sterben. Somit brach ich alles ab und begriff endlich mein Tätertum. Die Fotos von damals zeigen mich in einem Zustand, daß ich lange noch fassungslos darüber war. Meine Freundinnen auf meinem 43. Geburtstag sahen jung, knusprig, schön und strahlend aus. Und dann meine Wenigkeit! Es war schlimm. Elegant sterben hieß bei mir, nur noch das tun, was mein Körper mir einflüsterte. Also begann ich mit einer Umkehr und änderte mich vollkommen. Ich hatte keine Angst mehr, ich konnte ja sowieso nichts mehr verlieren. Änderte meine Ernährung vollkommen, verzichtete auf jegliche Chemie und –

Sie werden es mir vielleicht nicht glauben –, ich blühte auf. Meine Falten gingen weg, mein Haar wurde wieder dunkel, und alles, weil ich mein Leben und mein Gesundwerden in die eigene Hand genommen hatte. Ja, es ging so steil mit mir hoch, daß, wenn ich jetzt mit Frauen meines Alters zusammenkomme, das Blatt sich gewendet hat. Da ich mir vorgenommen habe, 1000 Jahre alt zu werden, habe ich noch viel vor. Niemand konnte es lange Zeit glauben, daß es die „alte" Gisela ist, die da sitzt. Meine Freundinnen und Bekannten, die fleißig die Sonnenbänke und all die Kosmetikas benutzt hatten, sehen jetzt um Jahre gealtert aus, haben graue Haare, die sie durch Färben vertuschen wollen. Nur begreifen sie dabei nicht, daß auch dies gefährlich ist. Durch die Kopfhaut geht auch diese schlimme Chemie in den Körper. Viele Friseurinnen müssen ihren Beruf wechseln, weil sie die Chemie, mit der sie arbeiten müssen, krank gemacht hat. Ich brauche keine Schminke und kein Puder, um meine tiefen Falten zu verdecken. Ich habe nämlich keine mehr. Mein Gesicht ist völlig glatt und samtig. Ich brauche keine Sprays – nichts! Es kommt wirklich alle paar Monate vor, daß ich mal einen Lippenstift gebrauche. Aber der ist unwichtig für mich geworden.

An meiner Geschichte können Sie also ersehen, lieber Leser, daß man sogar schwerste Schäden wieder rückgängig machen kann. Ich strahle auch von innen und bin fröhlich, kenne keine Angst mehr. Jeder Tag, den ich jetzt lebe, kommt auf mein Konto. Die Ärzte und die ach so wundervolle Medizin hatten mich ja schon 1983 abgeschrieben.

Mir ist es noch nie so gut gegangen. Ich leiste mehr als ich je getan habe. Ich habe keine Zeit mehr für Unsinn! Ich lebe einfach und überlasse mich dem Herrgöttle. Ich höre auf meine innere Stimme! Die lügt nie! Denn dann hat die innere Stimme mit dem Allmächtigen Probleme. Das weiß ich schon längst. Mein inneres Ich steht auf meiner Seite und ist außerdem noch kostenlos.

Meine Gesundheit, meine innere Schönheit hat mich keinen Pfennig gekostet, im Gegenteil: Ich habe sogar noch sehr viel Geld gespart. Die „neue" Ernährung ist nämlich viel billiger.

Ich habe alles riskiert und alles gewonnen!

So einfach ist das!

Absolutes Vertrauen zum Schöpfer! Und ich schwöre, ich war vorher kein gläubiger Mensch. Das bin ich jetzt auch noch nicht geworden. Das Herrgöttle und ich, wir sind gute Freunde geworden. Mehr nicht! Das hat nichts mit Kirche, Beten, Sekten oder ähnlichem zu tun. Solange ich Personen oder Institutionen zwischen mir und den Göttlichen schiebe, funktioniert gar nichts. Die Telefonleitung nach oben ist nie besetzt und kostet keine Gebühren!

Die Chipkarte heißt: absolutes Vertrauen!

Sie bekommen im Leben immer alles, was Sie verdient haben! Nicht mehr und nicht weniger.

Noch einmal: Wer gesund ist, spart immer sehr viel Geld!

Wer gesund ist, kann auch niemals ein Umweltsünder sein! Wer gesund ist, weiß: Alle chemischen Produkte haben giftige Abfälle vorzuweisen. Wenn ich Pillen nehme, dann bin ich für die Tropfen Dünnsäure in der Nordsee zuständig. Green Peace müßte ganz woanders die Skandale aufdecken! Mit Schornsteinen besteigen verändern sie niemals die Welt. So makaber es klingt, dort sitzen gar nicht die „Täter". Die Täter sind immer die Menschen, die die Dinge kaufen! Weder die Regierung noch die Chemie darf man verurteilen.

Wenn ich krank bin und es bleibe, ruiniere ich die Allgemeinheit, indem ich die Krankenkassen ausräubere. Dadurch werden die Beiträge erhöht, viele Familien müssen ihren Gürtel enger schnallen. Wenn ich krank bin, müssen meine Kollegen meine Arbeit mit übernehmen. Dafür erhalten sie nicht mehr Lohn. Wenn ich krank bin, muß auch meine Familie meinen Anteil an Arbeit mit übernehmen. Sie sagen, „Ich habe Anspruch auf meine Krankenkasse, schließlich habe ich ja viele Jahre eingezahlt".

Haben Sie das wirklich? Sagen Sie mal, zahlen Sie jeden Monat über 2000,– DM Krankenkassenbeiträge? Nein? Aber warum denn nicht? Wissen Sie, daß ein Bett im Krankenhaus schon an die 500,– DM täglich kostet? Und dann die Behandlungen, die Medikamente, die Untersuchungsgeräte! Meine Krebsoperation hat 1983 lächerliche 54000,– DM gekostet. Ich war nur knapp 5 Wochen im Krankenhaus. Von der monatlichen Chemobehandlung ganz zu schweigen! Damals war mein „Beitrag" 240,– DM im Monat. Jetzt können Sie sich ja mal ausdenken, wie lange ich einzahlen muß, bis man es wieder heraus hat. Das ist die Wirklichkeit.

Individuelle Gesundheit beeinflußt kollektive Gesundheit, ob es uns paßt oder nicht. Und genauso umgekehrt: kollektive Gesundheit beeinflußt die Gesundheit des Einzelnen. Das liegt an den Naturgesetzen. Alles greift *immer* ineinander. Die Natur, bzw. unser Schöpfer, versuchen zwar immer wieder, diese Negativität zu neutralisieren, aufzuheben oder einzukapseln. Doch falls in einer gewissen Zeit die Grenze extrem überschritten wird, dann ist keine Rücksicht mehr möglich. Ob schuldig oder unschuldig, dann entlädt sie diese Negativität. Dann sind die Opfer Verursacher und nicht die anderen.

Haben Sie schon mal darüber nachgedacht, wenn Sie krank sind, daß Sie dann auch nicht mehr gut arbeiten können und Sie somit Ihren Arbeitsplatz gefährden? Nicht nur Ihren, sondern von Ihren Kollegen auch! Es entstehen Fehler in der Produktion, das ist ein Verlust für den Arbeitgeber. Contergan z. B. war ein schlechtes Produkt – es war ein scheinbarer Gewinn für die Chemie, letztendlich erwies es sich als ein riesiger Verlust wegen a) Schadensersatz und b) Ausfall von Vertrauen an die Menschheit.

Auf Dauer werden davon immer weniger Pillen verkauft.

Eine Kette ohne Ende!

Sie alle kennen den Skandal mit dem Aidsblut? Es werden noch viel mehr Skandale kommen müssen, bis Sie endlich aufwachen und Einhalt gebieten.

Lieber Leser, glauben Sie tatsächlich, daß die neue Pflegeversicherung zum Wohle der Menschheit ist? Warum soll man sich eigentlich noch ändern? Im Alter, oder wenn ich krank bin, bekomme ich doch alles. Was will ich denn mehr? Ich bekomme sogar die Garantie, kostenlos gepflegt zu werden. Das geht auf Kosten Ihres Lebens! Es verkürzt Ihr Leben. Sie ändern sich ja nicht! So kann man auch ein Rentenproblem lösen, nicht wahr?!? Denken Sie mal darüber nach! Wir können noch so viele Versicherungen abschließen. Jede neue Versicherung entmündigt Sie sofort. Sie brauchen jetzt keine Verantwortung mehr zu tragen. Sie haben ja eine Versicherung. Wir sprachen auch von Rechten und Pflichten! Sie haben ein Recht auf eine Pflege! Wo bleibt da die Pflicht? Das kosmische Gesetz holt sich alles zurück. Es wird niemals klappen! Niemals! Seien Sie doch kein Narr und glauben es! Es gibt niemals nur Rechte! Niemals! Tag und Nacht, weiß/schwarz. Alles hat immer zwei Seiten! Alles! Wir unterliegen alle einem Naturgesetz.

Die Wissenschaftler sagen mal wieder: „Wir haben alles im Griff!"

Vor Jahren bin ich in einer Fernsehsendung aufgetreten. Wieder „erzählte" die Schulmedizin großspurig, aller Segen käme nur durch sie. Schließlich hätten sie ja alle Seuchen in den Griff bekommen! Wieso bekommen sie dann nicht die Schweinepest in den Griff? Wieso werden Millionen Tiere nur einfach geschlachtet? Warum schreien Sie als Bürger nicht mal auf: „Lüge! Warum behandeln Sie die Tiere nicht! Sie haben uns doch versichert, alle Seuchen in den Griff bekommen zu haben!"

Es war nur die Hygiene, die die Seuchen zum Sterben verurteilt hat. Und die damaligen Ärzte waren gegen Kanalisation. Lesen Sie doch mal in alten Büchern!

Daß wir die Natur brauchen, hat unsere Wissenschaft noch nicht begriffen. Darum treibt sie Schindluder damit! Die Natur braucht uns ganz und gar nicht!

Deshalb soll jeder Mensch dazu verpflichtet werden, sich um seine Gesundheit zu kümmern zu seinen Gunsten und zu Gunsten der Menschheit. Ein kleines Beispiel: Wenn einer krank ist, kann er sich nicht mehr um sein Haus kümmern und es richtig hüten. Beim nächsten Sturm fällt dem Nachbarn das Dach auf den Kopf!

Das Naturgesetz ist streng, denn sonst wäre unsere Erde schon lange nicht mehr vorhanden. Wie Du säst, wirst Du immer ernten und deswegen bist Du nie ein Opfer!

Auch wenn Sie sich vorläufig in einem scheinbar schlechten sozialen oder kranken Zustand befinden, heißt das noch lange nicht, daß Sie keine Verantwortung mehr tragen.

Wenn Ihre Enkel z. B. keine Lehrstelle bekommen, vielleicht, weil Sie oft krank gefeiert haben, Kuren, die Ihnen angeblich zustehen, genommen haben? Wenn Ihre Enkel immer mehr Beiträge für die Rentenkasse bezahlen müssen – warum wohl?

Kein Mensch kann sich vor seiner Verantwortung drücken. Er behält immer seine Verantwortung für sich und für die Gesellschaft. Irgendwie werden Sie immer zur Rechenschaft gezogen werden. Und wenn es nur deswegen ist, daß man Frührentner wird, viele Schmerzen hat, nicht mehr alles im Leben machen kann, was man gerne möchte. Dieses muß der Menschheit ständig in Erinnerung gebracht werden, daß, wenn man gegen sich selbst sündigen will, man damit auch die Gesellschaft empfindlich trifft. Andere müssen dafür mitleiden. Unordnung im Körper heißt Unordnung in der Gesellschaft, Familie, Beruf, Hobby etc. Solange ich andere in Anspruch nehme, Behörden, Krankenkassen, Kuren, betoniere ich mein Denken, meine Schmerzen und meine Krankheit.

Als Krebspatientin habe ich Anspruch auf Kuren und Steuerermäßigung. Doch gleich nach meiner Erkrankung wußte ich, ich darf es nicht tun, ich bin doch Täter. Ich habe es bis zur Stunde nicht in Anspruch genommen.

Wir müssen mit dem Denken aufhören, ich habe ja Krankenkassenbeiträge gezahlt, jetzt kann ich auch davon profitieren, es ist meins. Das ist grundlegend falsch.

Selbst bei einem Unfall, Notfall, Katastrophen: Überlebenschancen haben nur die gesunden Menschen. Immer!

Allergien, rauchen, „trinken", schlechte Ernährung – oder besser gesagt: falsche Ernährung – bedeutet schlechtes Blut, deswegen auch schlechte Überlebenschancen. Raucher und Trinker haben schlechtes Heilblut, sind in der Regel länger im Krankenhaus.

Die Natur siebt aus!

Die Natur kann immer warten!

Sie hat unendlich viel Geduld. Sie kennt ja keine Angst!

Morgen kannst Du es sein, der schlechte Ergebnisse bei einer Operation erzielt. Nicht der Arzt ist Täter, sondern Du selber. Man muß nicht als Pflegefall sterben! Es ist nicht normal, daß im Alter die Knochen, Augen, Ohren versagen. Das ist Quatsch! Dann müßte es uns alle treffen! Denken Sie an die fröhlichen alten Gesunden, an Louis Trenker, Christine Kaufmann! etc.

Ich darf in der Jugend nicht Schindluder mit meinem Körper treiben! Ich darf es zu keiner Stunde, ich habe Pflichten, ihn gesund zu erhalten. Wenn ich das einsehe, wird mir auch vom Schöpfer geholfen, dieses schnell zu überwinden, sollte ich dennoch mal krank werden. Mein Hauptziel vor 11 Jahren war: „Ich habe keine Zeit, um krank zu sein. Die Krankheit, also der Krebs, hat sich einen falschen Körper ausgesucht. Ich habe wichtigeres zu tun als ständig auf meine Krankheit zu schielen."

Es ist unwichtig, wann und wo und wie man stirbt. Letztendlich bleibt es ein Geheimnis, aber Du kannst entscheiden, ob Du schmerzhaft stirbst, voller Qualen, und von der Gesellschaft oder Familie in ein Pflegeheim abgeschoben wirst. Wir haben ja jetzt die „tolle" Pflegeversicherung, die uns dazu auffordert, unser Leben *nicht* rechtzeitig zu verändern. Ein scheinbares Netz, das uns auffangen soll. Wollen Sie wirklich als erbärmlicher Pflegefall sterben? Ist das Ihr Ziel, *die Mühe eines ganzen Lebens, so zu enden*?

Warum nicht voller Humor, Dynamik, fröhlich sterben? Nirgends steht geschrieben, daß es verboten ist, gesund und lachend zu sterben!

Du glaubst, Du hast noch Zeit? Morgen! Nächste Woche! Nach dem Urlaub! Wenn es mir gerade paßt, dann fange ich damit an.

Leider wartet die Schöpfung nicht damit, wann es Dir paßt, Dich gegen Krankheit zu stabilisieren.

Eins ist ganz wichtig:

Fang immer bei Dir an!

Jetzt!

Sofort!

Morgen kann es schon zu spät sein!

Laß Dich nicht davon abbringen. „Du bist deines Glückes Schmied!" Das Sprichwort kennt doch jeder. Warum leben wir nicht danach?

Die Menschen, die Dir die Hirsediät ausreden wollen, sind selbst zu feige, um sie zu beginnen. Feige und zu bequem. Sie wollen sich nicht ändern, aus ihrem alten Trott aussteigen. In meinen Augen sind das schon lebende Leichen, tot, der Gesellschaft versklavt, keine Meinung besitzend. Sie lassen sich leben.

Und weil sie sich nicht ändern wollen, ärgern sie sich aber trotzdem, wenn andere den Mut und die Ausdauer dazu haben. Sie wollen nicht für feige gehalten werden. Das darf nicht sein! Das würde ihnen ganz und gar nicht passen. Da schreit ihre Seele noch auf! Also, was muß ich tun, wenn ich mich nicht ändern will? Ich muß nur so lange auf die anderen einreden, bis sie nachgeben! Bis Du nachgibst! Dann haben sie ihr Ziel erreicht. Jetzt bist Du der Feigling, der Nicht-durchhalten-Könner! Jetzt ist ihr Weltbild wieder geradegerückt! Sie haben es ja immer gewußt, daß Sie es nicht schaffen! So überdecken und belügen sie sich ständig selbst, denn sie waren ja feige! Wer merkt das denn schon?

Wie heißt es noch so schön: „Lieber fünf Minuten ein Feigling sein als ein Leben lang tot!" Das sollten mal die Jugendlichen beherzigen, wenn es um die angeblichen „Mutproben" geht. Die, die dazu aufhetzen, haben doch selber nie den Mut dazu. Sie sollen es doch erst einmal vormachen! Die Schreier sind immer die Feigen! Die Neinsager sind immer die Sieger. Wer allein steht und den Mut hat, nein zu sagen, vermeintliche Schwäche zugeben kann, der ist der Mutige! Niemals ist es die Meute! Nie! Immer wer allein entscheidet, und sei es gegen alle, der bleibt Sieger, der ist mutig!

Also, und wenn die gesamte Welt gegen Dich ist, wenn Du glaubst, es ist gut für Dich, dann fang an!

Gott ist da und hilft Dir!

Gott ist immer bei denen, die den Mut haben, neu zu

beginnen. Er ist immer bei denen, die gestrauchelt sind, sich dann aber wieder erheben und mit seiner Hilfe einen neuen Anfang suchen.

Er wird Dich niemals im Stich lassen.

Du wirst alle Fesseln von Dir werfen können. Egal wie schwer und schmerzhaft sie im Augenblick sind, Du wirst es schaffen, weil Du es willst!

Das ist das Gesetz!

Vielleicht dauert es bei einem etwas länger als bei dem anderen. Laß Dich nicht entmutigen.

Das Ziel rückt immer näher!

Du wirst nur noch staunen!

Den ersten Schritt machst Du! Den Rest der liebe Gott!

Lippenbekenner sind feige Menschen!

Tatmenschen sind immer Sieger!

Mit einer bestimmten falschen Handlung können wir uns selbst verderben. Genau dasselbe aber auch im Gegenteil: Uns selbst aus der „Löwengrube" ziehen. 1983 hat man mir gesagt, „Sie müssen bald sterben. Wenn Sie noch Verträge etc. zu regeln haben, tun Sie es bald." Jetzt haben wir 1994 und ich fühle mich gesünder, jünger, fröhlicher und angstfreier denn je! Der Tod hat keinen Stachel mehr für mich! Ich kenne keine Angst mehr! Jetzt erst lebe ich richtig!

Es gibt unendlich viel Möglichkeiten, Gesundsein mehrmals und ständig zu erfahren.

Wir Autoren haben nur ein paar Tropfen dieser Techniken, soweit wie wir es selber erfahren und erlernen durften, weiterzugeben. Es gibt Dinge, die man in einem Buch nicht beschreiben kann, deshalb bieten wir in Abständen auch Seminare und Kurse an.

Sie sollen nicht viele Techniken brauchen und alles beherrschen können. Wir Autoren geben nur Informationen weiter. Letztendlich wirst Du entscheiden, welche für Dich richtig sind. Du kannst sie auch jederzeit abändern, wenn Du glaubst, daß es richtiger für Dich ist, bestimmte Dinge so zu machen, und nicht wie wir darüber geschrieben haben.

Wir sind keine Gurus! Wir geben nur Anstöße! Wenn wir etwas Neues erfahren, durchforschen wir es gründlich, durchleuchten es sozusagen mit unserem Verstand, dann lassen wir das Wissen in unser Herz sickern und dann wissen wir, was wir tun sollen und fangen dann sofort damit an.

So müssen Sie es auch machen!

Wichtig für Sie ist nur, daß Sie immer ehrlich sind mit sich selber! Und Sie werden erfahren, wie viele Dinge Sie bereits kennen und wissen! Sie waren sozusagen in Ihnen verschüttet!

Sie müssen nur anfangen, dann steigen Dinge in Ihnen hoch und Sie werden Ihre Lebensweise von Grund auf ändern und sich einfach dabei sehr wohlfühlen.

Wir geben Ihnen nur einen kleinen Anstoß, wir sagen Ihnen, Sie müssen laufen, aber laufen müssen Sie selber!

Gottheit – Naturgesetze – Trihatmo – 3-Einigkeit

Wenn wir die Sonne beobachten, stellen wir fest, daß sie immer „auf der richtigen Bahn läuft". Im Osten geht sie auf und im Westen geht sie unter. So etwas nennen die Wissenschaftler: Ein Naturgesetz! Aber nicht nur die Pflanzen halten bestimmte „Prozeßabläufe", also einen bestimmten Rhythmus ein, auch der Mensch durchläuft ständig solche Prozesse. Das ist ganz selbstverständlich, da wir ja auf dieser Welt leben und eins mit der Natur sind. Mensch, Tier, Natur, sie sind eine Einheit. Es sind immer wiederkehrende Gesetzmäßigkeiten. Bei der Natur erkennt unsere heutige Wissenschaft diese Gesetzmäßigkeit an, aber nicht immer beim Menschen. Wir Menschen können niemals diese Gesetze unterlaufen oder neu erstellen. Aus einem einfachen Grunde heraus geht das einfach nicht, da es sich um Gottesgesetze handelt. Die Chemie versucht sie zu boykottieren oder zu unterlaufen. Doch Naturgesetze/Gottesgesetze befinden sich in einer Wechselwirkung. Es sind zum Teil komplizierte Wechselwirkungen, nicht immer für uns erkennbar, aber sie sind trotzdem da, laufen sozusagen automatisch und vollkommen ab, das heißt, wenn wir sie in Ruhe lassen und nicht an ihrem Tun hindern.

Fast kein Mensch macht sich darüber Gedanken, wie es wirklich funktioniert. Wir nehmen einfach alles für selbstverständlich hin.

Ein kleines Beispiel: Wenn wir Wasser trinken, haben wir es sofort mit einer körperlichen Tätigkeit zu tun, die sich von selbst steuert. Andere Atemtätigkeit, der Stoffwechsel tritt in Tätigkeit usw. Trinken wir aber Wodka, dann plötzlich verläuft alles nicht mehr normal. Alle Bewegungen werden schaukelnd, wir lallen, fallen oft hin und können nicht mehr klar denken. Dabei ist doch beides eine durchsichtige Flüssigkeit!

Bis unser Körper den „falschen" Mechanismus in unserem Körper neutralisiert hat, muß er etwa sozusagen den Mechanismus wieder umpolen, dauert es etwa ein Tag bis der Körper wieder normal funktioniert. Wenn wir aber weiter Wodka trinken, auch am nächsten Tag noch, dann braucht unser Körper immer längere Zeit, um alles zu neutralisieren. Anders erklärt: Sie gehen einer normalen Arbeitstätigkeit nach in Ihrem Beruf. Alles läuft ganz normal. Sie arbeiten, haben frei und gehen heim. Bekommen Sie jetzt noch mehr Arbeit aufgebürdet, heißt das für Sie im Klartext, wenn Sie pünktlich Feierabend machen wollen, müssen Sie einfach schneller arbeiten. Bekommen wir aber immer mehr zusätzliche Arbeit aufgebürdet, versuchen wir es mit immer mehr Schnelligkeit zu bewältigen, was natürlich nicht geht, also brechen wir letztendlich zusammen.

Haben Sie, lieber Leser, das wirklich begriffen?

Sie allein sind es, der Ihren Organismus stärkt oder schwächt!

Dann gibt es noch ein paar zusätzliche „Gegenspieler", die Sie daran hindern, alles wieder in Ordnung zu bringen. Wenn Sie schon trinken, dann könnten Sie sich ein wenig schneller entgiften, wenn Sie es im Wald täten, Kneipen vergiften und schwächen Sie noch mehr.

Ein Professor sagte zu mir: „Es gibt nichts Schlimmeres – als nachts mit anderen Menschen ein Zimmer zu teilen, wenn kein Fenster geöffnet ist. Oder in Kneipen sein zu müssen, wo viel geraucht und getrunken wird! Sie atmen alles ein!" Im Klartext übersetzt: „Sie essen ja auch nicht das Erbrochene eines anderen Menschen auf!" Das tun Sie aber, wenn Sie schlechte Luft einatmen. Dann machen Sie sich auch dadurch krank. Natur – Sonne heißt also im Klartext: Gute Laune!

Keine Sonne – oft schlechte Laune.

Haben Sie schon mal darüber nachgedacht? Wir nehmen alles für so selbstverständlich! Ja, wir hören nicht auf, bewußt den Naturgesetzen zu schaden, tun so, als wären sie gar nicht pflegebedürftig! In unseren Augen haben die Naturgesetze einfach keinen Wert! Wir pflegen unser Auto mehr als die Naturgesetze! Das Auto stellt in unseren Augen „Bargeld" dar!

Wir leben sozusagen ohne Verantwortung!

Schimpfen aber dann, wenn wir vergiftete Felder haben. Wir haben es aber alle viele Jahre vorher zugelassen. Wir selbst machen sogar oft „Wilde Mülldeponien", wenn wir Abfall einfach während der Fahrt aus dem Auto werfen, oder auch beim Gehen auf der Straße. Wir selbst haben eifrig Gift gegen die Insekten benutzt und wundern uns jetzt, daß wir so schlechtes Grundwasser haben. Sie bringen heimlich Ihren alten Kühlschrank in den Wald, weil Sie ihn nicht für Geld entsorgen wollen. Glauben Sie tatsächlich, Sie sind ihn damit für alle Zeiten los? Keine Sorge, er kommt zu Ihnen zurück, nur anders! Zum Beispiel durch das verseuchte Grundwasser! Unterirdisch kommt die „Rache" der Natur.

Wir denken als Erwachsene auch noch wie Kinder! Wir sind faul und glauben, alles tun zu dürfen.

Wenn wir es auch noch immer nicht glauben wollen – wir sind auch für das Schicksal der Allgemeinheit verantwortlich. Manche glauben sogar, sie könnten sich isolieren, abschützen, abschotten, etwa durch Mauern, Überwachungsanlagen, und sich so abschirmen vor allem, besonders vor den Einflüssen von außen. Das geht einfach nicht. Wir leben zwar dann in der Isolation, sind aber trotzdem nicht von diesem Naturgesetz ausgeschlossen.

Betrachten wir z. B. die vielen Arbeitslosen im Augenblick. Es treten automatisch in vielen dieser Familien auch psychische Erkrankungen auf. Viele werden auch körperlich krank. Damit kann man auch das Zitat erklären: „Wie der Herr, so sein Gescherr!" Oder ein anderes Beispiel: Ein guter Unternehmer hat immer freundliche Mitarbeiter, sonst wäre sein Geschäft nicht erfolgreich. Bei einem schlechten Unternehmer sind es auf Dauer dann auch die Mitarbeiter, die so werden wie ihr Chef. Achten Sie doch mal darauf, wenn eine Firma Pleite macht, zuerst werden die Unfreundlichen, Depressiven entlassen. Der freundliche Mitarbeiter findet immer einen neuen Weg oder wird erst gar nicht gekündigt. Wenn ein Unternehmer nicht dafür sorgt, daß seine Mitarbeiter glücklich sind, kann er selbst es auch nie werden und somit gefährdet er auf Dauer alle.

Streik ist ein sehr gutes Beispiel. Beide Seiten schaden sich auf Dauer unendlich. Wenn beide in Liebe das Problem betrachten würden, fände sich immer eine gute Lösung.

Liebe ist aber zur Zeit kein Argument! So glaubt man zumindest und kämpft verbissen weiter. Kampf aber erfordert immer Kampf. Auf Dauer sind dann alle Verlierer. Dies wiederum wirkt sich auf unser ganzes Universum aus. Nur sehen wir im Augenblick noch nicht die Auswirkungen, also glauben wir auch nicht daran.

Denken Sie daran, wenn Sie einen Stein in einen Teich werfen, zuerst ist eine Welle vorhanden und dann immer mehr. Verluste oder Gewinne! Wenn ein Arbeiter um mehr Geld streikt, dann muß er aber auch die Pflicht in sich fühlen, daß er auch geben muß, wenn die Firma kein Geld mehr hat. Wenn er sich immer nur an den Gewinnen bereichern will, hat er auch die Pflicht, sich an den Verlusten zu beteiligen! Das Gesetz ist nun mal so! Wenn der Arbeiter das nicht freiwillig einsieht, wird er eines Tages seinen Arbeitsplatz los. Das göttliche Naturgesetz tritt immer ein, nur halt eben anders, und es hat Zeit.

Wenn Sie jetzt einen Baum pflanzen, kann erst in vielen hundert Jahren Ihr Urenkel den Schatten genießen. Sagen Sie sich jetzt, wieso soll ich denn Geld für meine Ururenkel ausgeben, die ich nie kennenlernen werde? „Nach mir die Sintflut", so sagt es doch auch ein jeder! Stellen Sie sich mal vor, vor Ihnen hätten unsere Vorfahren auch so gedacht! Die Bäume, die Ihnen jetzt Schatten und Sauerstoff spenden, Holz für Ihre Möbel, haben vor vielen hundert Jahren andere für Sie gepflanzt. Verantwortliches Tun und Handeln erstreckt sich auch auf viele Jahrhunderte weiter.

Um noch einmal auf den Streik zurückzukommen. Wenn Sie jetzt um mehr Lohn streiken, hat vielleicht Ihr Enkel schon keinen Arbeitsplatz mehr, nur weil Sie maßlos waren und nicht daran dachten, daß man sich auch an den Verlusten beteiligen muß. Schließen Sie Frieden mit Ihrer Seele!

Was haben Sie davon, wenn Sie alles besitzen und nicht glücklich sind!

Ein erkämpfter Sieg schmeckt immer schal!

Mens sana in corpore sano –
spirituelles Wesen bzw. geistiges Wesen

Unser Geistescharakter ist schwer zu bezähmen. Außerdem ist er unersättlich und wendet sich *immer* auf die angenehme Seite. Er will sozusagen keine unangenehmen Sachen akzeptieren. Der Geist verweigert sich nicht, wenn man ihm Freude oder Glück verspricht. Unsere Sinne bemühen sich dauernd, gerade diese Zustände zu erreichen oder zu gestalten. Beispiel: Wenn ich eine Million bekomme, ist mein Geist *vorläufig* befriedigt. Sobald er aber einsieht, daß es auch zwei Millionen gibt, verlangt er die zweite Million usw. Nach außen will mein Geist immer mehr! Mehr Frauen, mehr Kinder, mehr Häuser, mehr Geld usw.

Nach innen gerichtet, findet er sich, die Liebe und den Schöpfer! Dann wird er still und bescheiden! Nach außen gerichtet, ist der Geist immer unersättlich. Der Geist kann sich nur befriedigen, oder anders ausgedrückt, seine Ruhe finden, wenn er nach innen geht. Zu *seinem* Schöpfer, zur Liebe zu sich selbst!

Wenn der Geist gesättigt ist, also in seiner *Mitte ruht*, dann kann er auch wieder rausgehen! Dann kann er spielen und vieles verlieren, es stört ihn nicht mehr. Er hat seine Mitte gefunden. Nichts kann ihn mehr erschüttern. Jetzt geht er mal nach außen und dann wieder nach innen. Ihr Geist ist sozusagen *geschmeidig* geworden. Somit verfällt er seinem eigenen Zauber der echten Wandelbarkeit.

Ist das Geistige nur nach außen auf Materie gerichtet, wird er auf Dauer todunglücklich, weil er glaubt, er darf nicht mehr „heimkommen". Er glaubt, seine Mitte nicht finden zu können, also versucht er es auch gar nicht mehr. Hält alles für sinnlos und schlägt auch die guten Ratschläge aus. Nur sein Schöpfer kann ihn jetzt noch erlösen, glaubt er. Für unseren Körper brauchen wir *immer* Gegenständliches, also sichtbaren Erfolg, Gesundheit – keine Armut!

Für den Geist und die Seele brauchen wir nur die Schöpfung! Und siehe da, wenn wir so weit gekommen sind, gelingt uns einfach alles! Diese Einheit im gröberen Bereich, wie wir sie mal nennen wollen, existiert wirklich; das heißt, die Wechselwirkungen sind ständig zu sehen und zu fühlen.

Deswegen sind ja auch die Ruheübungen so förderlich (wir werden in einem gesonderten Kapitel darüber schreiben), weil man dann zur Besinnung kommt, wieder das Ganze sieht!

Die Wissenschaftler und die Regierungen tun es nicht, sie sind nur raffgierig und denken entweder nur an ihren eigenen Vorteil oder sie kleben an ihren Stühlen und genießen das Machtgefühl, das sie angeblich dadurch besitzen.

Eines Tages werden alle entdecken, daß immer ein Dreier-Prozeß auf dieser Welt stattfindet, in der gröberen Ebene wie in der feinstofflichen Ebene. Solange es einen harmonischen Ablauf gibt, erfahren wir nur das Angenehme. Ist aber nur eine der drei Kräfte geschwächt, geht es uns gar nicht mehr gut.

Denken Sie an das Ozonloch, an die Säureseen.

Die alten Weisen wußten schon: Im Stein schläft Gott! In der Natur wächst der liebe Gott! Im Tier bewegt sich Gott! Im Menschen *denkt* Gott!

Die drei Prozesse stehen immer in einer Wechselwirkung zueinander. Das zu wissen ist für uns sehr hilfreich, wenn wir mal für kurze Zeit einer bestimmten Meinung folgen *müssen*!

Auf der höheren Ebene erfahren wir, daß wir so etwas wie ein ewiger Student sind. Wir müssen ewig lernen. Mal werden wir vom Schicksal geschont und dann bekommen wir wieder Prüfungen auferlegt. Das ist dann immer mit einer innerlichen Reinigung verbunden. Wir werden sozusagen von allem gereinigt, was uns nicht gehört. Wenn Ihr Teller schmutzig ist, legen Sie ja auch kein Essen darauf, sondern reinigen ihn erst zuvor. Wenn wir geschult werden, sollen wir immer wachsen. Schulung bedeutet letztendlich eine Gnade! Wenn wir vom Schöpfer durch Schicksalsschläge geschult werden, werden wir gleichzeitig geschont und gefordert. Wir sollen uns dann weiterentwickeln. Wir können dann einfach nicht mehr zurück.

Sie legen sozusagen Ihr „altes" Gewand ab. Sie können es nie mehr zurückholen, so wie eine Schlange nie mehr in ihre abgelegten Häute zurückschlüpfen kann. Wir werden im Laufe unseres Lebens immer wieder geschult und geschoren, alles ist gleichzeitig. Es findet immer so statt und nicht anders.

Es findet jedesmal ein Aufbauprozeß, ein Zerstörungsprozeß und ein Erhaltungsprozeß statt.

Es ist unendlich wichtig zu wissen, daß immer alles auf Gegenseitigkeit beruht. Ohne Sonne kein Leben. Wir müssen auch Sonne essen!

In einem Artikel von Dr. Bambang heißt es zu diesem Thema: „Warum soll man eher einheimische als ausländische Früchte essen? Man sollte bedenken, daß manche ausländischen Früchte zwar schmackhafter sind, aber in der Regel nicht in der Sonne zu Ende reifen können. Sie werden aus wirtschaftlichen Gründen unreif geerntet und haben so einen Sonnenenergiemangel. Wenn Menschen diese Früchte essen, verlangen die Früchte nach Sonnenenergie, um ihre Zellen weiter zu entfalten.

In Nordeuropa herrscht im Winter ein Sonnenenergiemangel. Der Mensch muß also diesen Früchten Sonnenenergie abgeben, um sie im Stoffwechselprozeß umzusetzen. Je mehr ein Nordeuropäer diese ausländischen Früchte ißt, desto mehr verbraucht er seine gespeicherte Sonnenenergie.

Das ist ein Grund, weshalb in der Winterzeit z.B. in Deutschland mehr Menschen erkältet sind.

Einheimische Äpfel sind ausgereift und geben daher mehr Sonnenenergie als unreif geerntete Südfrüchte. Deshalb ist es besser, einheimisches Obst zu verzehren. Es ist natürlich köstlich und sehr gesund für Menschen in Südeuropa, Südfrüchte zu essen." Darüber sollten Sie, lieber Leser, wirklich mal nachdenken, wenn man Ihnen weismachen will, daß wir nur noch viel Obst und Gemüse im rohen Zustand essen sollen. Das wäre angeblich so gesund! Sie sehen jetzt also, daß alles ineinandergreift. Geist und Seele sind wie das Meer und die Welle! Sie gehören zusammen. Sie können nicht getrennt existieren. Auch wenn das Meer still ist, die Wellen sind immer da – nur nicht sichtbar.

Deshalb ist Liebe auch keine Emotion, nein, das ist meine wahre Essenz!

Wahre Liebe sagt nicht mehr: meine Kinder, meine Frau, mein Mann, sondern: Ich liebe bedingungslos. Liebe stellt einfach keine Ansprüche. Mein – ist kaufmännisches Denken! Wahre Liebe mäkelt nicht, akzeptiert einfach die Vergangenheit, die Gegenwart und auch die Zukunft des anderen Menschen. Wahre Liebe hält auch nie fest!

In dem Buch „Sedir" habe ich einen Artikel gefunden, der mich lehrte, wie man sein Denken ändern muß, wenn man die tatsächliche Liebe leben will. Sedir war zu Anfang des 19. Jahrhunderts ein großer Eingeweihter!

Er schrieb: „Die Krankheiten sind die schmerzhaften Endpunkte unentzifferbarer Geheimnisse. Nur diejenigen können die primären, die geistigen Ursachen ergründen, die dagegen gefeit sind, sich aufzuregen über das ungerecht erscheinende Verlangen eines Kranken, oder den *Nächsten* zu verdammen, auch wenn er für sein Unglück verantwortlich zu sein scheint. Wenn man uns, die wir eitel, angriffslustig, bequemlichkeitslüstern sind, diese Ursachen entschleierte, würden wir sie zum Vorwande nehmen, uns derjenigen, welche darunter leiden, zu entledigen. Wir würden uns so hart, so mitleidlos gegenüber diesen armen verschütteten Wesen zeigen, daß wir dadurch die grausamen Geschicke auf uns heraufbeschwören würden. Die gleichen Hindernisse und die gleichen Feinde, die unsere Brüder zu Fall gebracht haben, würden uns aufgrund unserer Ich-Berauschtheit zu noch schnellerem und tieferem Fall verhelfen. Die Anzahl der Kranken würde steigen und neue Krankheiten würden dazu in Erscheinung treten wie zu Zeiten der Heimsuchungen. Die Unkenntnis, in der uns der Himmel hält, ist deshalb gut und weise.

Wenn ich also auf dem Gehsteig einen armen Menschen in Krämpfe fallen sehe und dabei innerlich denke: „Schlimm genug für ihn, er hätte eben nicht trinken sollen", so verändere ich in demselben Augenblick die Richtung meines Geschickes, und *mein Wesen wird auf* eine solche Verkettung von Umständen hingedrängt, daß es in näherer oder fernerer Zukunft sich denselben Schwächen und denselben Kümmernissen preisgegeben findet, die diesen Menschen zu einem Alkoholiker werden ließen. Werde ich dann besser Widerstand leisten als er? Wahrscheinlich nicht, da ich zuviel Vertrauen in meine eigene Kraft setzen werde.

Wenn ich mich angesichts des gleichen Schauspiels enthalte, der Verachtung, welche aus meinem schlechten Herzen quillt, Raum zu geben aus Furcht, später eine gleiche Versuchung durchzustehen, so bin ich nicht mitleidig, sondern mit Geschick egoistisch. Und das Geschick wiederum wird mich zweifellos an einem Tage der Verwirrung der Gewalt anderer egoistischer Rechner preisgeben.

Wenn ich aber in jener sich im Dreck wälzenden Gestalt nur einen durch Leid zerfleischten Körper, einen durch Kummer überwältigten Geist erblicke und mich bemühe, beide zu beruhigen und wiederaufzurichten – vielleicht, weil ich die Finsternis nicht habe sehen wollen, worin dieser unglückselige Bruder seufzte –, wird Gott das im Grunde seines Herzens schlafende Licht erwecken und seine Krankheit wird von ihm genommen werden. Um solche Wunder zu erlangen, ist nur eine Liebe notwendig, *die brüderlich, tätig, frei von Berechnung, Zögern und Bedauern ist.*

Ich kann diesem Beispiel ein persönliches anhängen: 1993 versuchte man mit aller Kraft, eine einstweilige Verfügung gegen eins meiner Bücher zu erwirken, das heißt, das Buch hätte dann nicht mehr verkauft werden dürfen.

Da es nicht rechtens war, wurde ich sehr traurig und versuchte, der Gegenpartei begreiflich zu machen, daß, wenn sie so weitermachen würden, eines Tages ernten *müssen*, was sie jetzt säen würden. Sie, ich und der Schöpfer wüßten die Wahrheit. Man beachtete meinen Einwand nicht und versuchte es weiterhin. Ich fing an zu beten, daß man die Menschen erleuchten möge. In meinem Herzen wußte ich, dem Buch kann nichts passieren! So kam es auch, das Buch darf weiter verkauft werden! Ich konnte der Gegenseite nie böse sein, in meinen Augen war sie nur verwirrt und verzweifelt. Um so bestürzter war ich dann noch, als genau ein Jahr später das eintraf, wovor ich diese Menschen gewarnt hatte! Sie müssen jetzt mit einer einstweiligen Verfügung rechnen und sie wird, da sie rechtens ist, auch in Kraft treten.

Irgendwann müssen wir für alles bezahlen!

Alles!

Irgendwann erhalten wir auch unsren Lohn für unsere guten Taten!

Immer!

Wahre Liebe läßt immer los!

Ethik bedeutet – drei Verantwortungen:
1. gegenüber sich selbst, 2. dem Kollektiv gegenüber,
3. dem Schöpfer gegenüber!

Viele Religionen, die sich zur Zeit hier auf unserer Welt tummeln, sind korrumpiert! Sie erklären ihren Anhängern, daß man nur an ihre Führer glauben müsse; was sie sagen und predigen, sei richtig. Mit anderen Worten: Sie, lieber Leser, sollen Ihre Verantwortung an diese „Führer" abgeben. Egal, ob es jetzt nun Sekten oder Kirchen sind! Wachen Sie doch endlich auf! Der Himmel ist für *alle* Menschen offen! Man predigt zwar, sie würden ohne Religionsführer niemals den Himmel finden können, was aber nicht den Tatsachen entspricht. Man kann *niemals* seine eigene Verantwortung abgeben. Das geht einfach nicht! Sie haben diesen Körper und können ihn auch nicht abgeben! Eigene Verantwortung für alles ist ein Geburtsrecht!

Wie viele lassen sich täuschen und glauben, wenn sie eine bestimmte Mitgliedschaft vorweisen können, würde für sie alles viel leichter werden. Auf der einen Seite wird wirklich einiges *leichter*: Nämlich Ihre Geldbörse!! Es geht sogar soweit, daß die Führer sagen, die Gemeinde wird für Sie beten! Mit anderen Worten: wir sollen betteln gehen um Fürsprache?

Wir bitten Gott, flehen ihn an, wenn wir krank sind, uns doch zu helfen! Dabei hat er es die ganze Zeit getan. Er hört nie auf, uns zu helfen. Nur waren unsere Antennen nicht auf ihn gerichtet. Sein *Helferfluß* hört nie auf, ist nie unterbrochen.

Unser Wissen darüber ist in unserem Bewußtsein verankert. Daher stammt auch der Begriff – Bewußtseinserweiterung; z. B.: Ein Kind interessiert sich im Rahmen seines Bewußtseins für Märchenbücher, Kinderbücher. Als Erwachsener lesen wir dann Romane, Biographien. Als Erwachsener lehnen wir Sachbücher ab, wenn uns die Reife dazu fehlt, sie zu verstehen.

Ein Kind kann aus Unachtsamkeit ein Haus verbrennen. Es hat ja auch noch kein Verantwortungsgefühl entwickkelt. Es spielt mit dem Feuer, ohne auch nur eine Sekunde zu wissen, was es damit anrichten kann. Es sieht nur die strahlende Flamme und ergötzt sich daran.

In unserer heutigen Zeit ist das Verantwortungsbewußtsein in uns vernachlässigt worden, ja, sozusagen stehengeblieben. Es wird uns ja auch ständig einprogrammiert, daß wir für alles genügend Wissenschaftler haben. Die würden die Verantwortung für alles übernehmen! Was sagte Paracelsus um 1540: „Was macht den Kranken gesund? Der Arzt nicht, auch das Kraut nicht. Das ihn gesund macht, hat nie ein Mensch gesehen. Die Arznei geht zum Munde ein, durch den Bauch wieder aus; was aber hilft, das sieht niemand. Der Arzt soll nichts anderem nachgehen, sondern soll die Kraft (Verantwortung) suchen, die ist die ganze Arznei."

Was sagen unsere Regierungsleute? Vertrauen wir auf unsere Wissenschaftler! Sie bemerken gar nicht, daß sich unsere heutigen Wissenschaftler aber wie Kinder verhalten. Sie kennen kein Verantwortungsbewußtsein. Ein Wissenschaftler, der seine Verantwortung reifen läßt, wird nie eine Atomanlage bauen, da sein Verantwortungsgefühl ihm sofort eingeben wird, daß es genauso schlimm ist, wie wenn man einem kleinen Kinde offenes Feuer anvertraut.

Sie spielen auch erst gar nicht durch, was passieren kann, wenn so ein Werk in die Luft fliegt. Sie bauen Atomkraftwerke und wissen bis zur Stunde nicht, wohin mit dem Müll! Sie können ungeniert die Welt verbrennen und uns mit dazu! Das haben wir davon, wenn wir unsere eigene Verantwortung abgeben.

Verstehen Sie jetzt, warum es so wichtig ist, Ethik zu besitzen? Die Ethik zu pflegen und somit die geistige Aufrüstung und das Verantwortungsgefühl wieder reifen zu lassen? Wenn wir wieder den Mut haben, eigene Verantwortung zu tragen, tragen wir direkt und indirekt dazu bei, daß es auch die Wissenschaftler wieder tun. Und somit können wir dann alles erhalten. Wenn wir die Naturgesetze in uns stärken, stärken wir automatisch das Kollektiv. Und das Kollektiv wiederum stärkt automatisch die Naturgesetze. Wir ermöglichen dadurch Negativität in Kollektivität zu heben und damit alles Negative zu neutralisieren.

Ein Kind ist immer stolz auf seinen Besitz! Zeigt, wenn es ein Bild gemalt hat. „Mein Bild, schau mal, was *ich* gemacht habe." Wir Erwachsenen haben uns eigentlich gar nicht geändert. Sprechen wir nicht ständig von: „Meine Frau", „mein Mann", „mein Haus". Verlangen automatisch dadurch Aufmerksamkeit und Anerkennung. Wir stecken alle noch in den Kinderschuhen.

Wir müssen lernen, nicht pauschal zu denken und zu handeln, sondern einfach aufrichtig zu sein.

Je älter die Menschen werden, umso mehr fangen sie an, den Tod zu lieben, obschon sie Angst davor haben.

Wir legen ständig eine Bettelmentalität an den Tag, wenn

wir Gott um Gesundheit etc. bitten. Gott hilft immer, wir sind nur nicht immer auf Empfang eingestellt.

Als kleines Beispiel: Ihr Radio ist ausgeschaltet! Aber der Sender ist trotzdem da!

Unsere Moralbegriffe in Europa sind vor lauter Vorschriften lahmgelegt worden. Wir wagen schon gar nicht mehr, selbständig zu denken und Verantwortung zu übernehmen.

Gesundheit ist immer da! Wir müssen lernen, Gesundheit zu erhalten, nicht erst daran denken, wenn man krank ist. Werden wir krank, haben wir vorher nicht genug Verantwortung für uns übernommen. Wer verantwortlich ist, muß letztendlich auch gesund sein.

Ein Ei ist schön! Es muß aber zerbrechen, wenn das Küken geboren werden soll!

Wir müssen oft also erst schwer erkranken, um zu begreifen, was wahre Gesundheit bedeutet und dann fangen wir an, diese zu bewahren und zu beschützen.

Darum auch sind Ruheübungen so unendlich wichtig. Wir müssen unserem Körper die Ruhe ermöglichen, damit sich der Geist zurückziehen kann, um für das Absolute dazusein.

Ein gesunder Geist ist immer wichtiger als körperliche Gesundheit! Nur ein gesunder Geist kann die kollektive Gesundheit beeinflussen.

Wir müssen uns wieder mehr Zeit für uns nehmen.

In der Vergangenheit haben wir immer erfahren, daß wir viel Zeit verbrauchen für alle möglichen Dinge, aber nicht für uns selber. Wir meinen, wenn wir alles tun und ein Ziel erreicht haben, dann werden wir Zeit für uns selbst haben.

„Wenn ich mein Haus gebaut habe, dann habe ich endlich

Zeit für mich…", doch danach ist unser Ziel auf Kinder, Reisen, Geschäft gerichtet, und zuletzt ist es sogar die Rente, die dafür herhalten muß. „Ja, wenn ich erst einmal meine Rente habe, dann habe ich endlich Zeit für mich. Dann kann ich endlich all die Dinge tun, wofür mir jetzt die Zeit fehlt." Ja, wir gehen schon so weit, daß wir sagen: „Wenn der Feiertag kommt, dann werde ich das oder das tun." Doch dann bekommen wir plötzlich Besuch, Anrufe werden getätigt und wiederum war Ihnen die ganze freie Zeit genommen worden. Diese Art von „Spiel" wiederholt sich so oft, daß wir uns schon an die Situation gewöhnt haben, ohne zu merken, welch schädigende Wirkung das alles auf unsere Gesundheit hat. Wir meinen sogar noch, daß wir dauernd unentbehrlich sind.

Sind wir das wirklich?

Oder sind wir nicht doch entbehrlich? Horchen Sie doch mal in sich hinein.

Haben Sie sich schon mal Gedanken darüber gemacht: „Wo ist eigentlich mein Lebenswert? Und was ist, wenn meine Lebenskraft nachläßt, weil ich selbst ja keine Zeit hatte, Energie zu tanken?" Hatten Sie nicht vielleicht Angst vor dem sogenannten Nichtstun? Ärgern wir uns nicht, wenn unsere Unternehmungserfolge immer weniger geschätzt werden? Erwarten wir nicht ständig von irgend einer Seite Beifall? War vielleicht ihr ganzes „Lebenswerk" umsonst gewesen? Alles abrackern? Ist Eitelkeit nicht Flucht nach vorne? Selbst wenn alles in unserem Leben gut gelaufen ist, können wir oft die Frucht unserer „Taten" nicht voll genießen. Und wie ist es damit, wenn wir zuviel Anerkennung bekommen? Wenn wir sozusagen damit überstrapaziert werden? Rufen wir dann nicht oft verzweifelt: „Laßt mich endlich in Ruhe!" Wenn es so weit ist, dann hat bei Ihnen die Natur eingegriffen! Diese Naturreflexe verlangen einfach nach Ruhe!

Das Gesetz Paradox – heißt übersetzt Verantwortung!

Bei weltlicher Verantwortung stoßen wir immer auf den Begriff Strafe/Belohnung. Wir meinen immer, wenn wir mehr Verantwortung übernehmen, müssen wir auch mehr riskieren. Wir glauben dann, keine Fehler mehr machen zu dürfen, sonst verlieren wir womöglich noch unsere Ehre. Wir glauben dann sofort, daß wir das, was wir uns so mühsam erkämpft oder erworben haben, verlieren. Wir fühlen uns dann von allen im Stich gelassen.

Dies trifft nie bei göttlicher Verantwortung zu.

Göttliche Verantwortung bedeutet: Wachsen, reifen, mehr Erkenntnis, Weisheiten, Wissen. Letzten Endes klingt es paradox. Je mehr Verantwortung wir besitzen, desto mehr erkennen wir plötzlich, wie einfach eigentlich alles tatsächlich ist.

In dem Buch „Yoga der Ernährung" von Omraam Mikhael Aivanhov habe ich folgendes gelesen: „Habt ihr auch nur ein einziges Mal an die Kraft der Elemente gedacht, die in der Nahrung steckt? Ist euch schon einmal aufgefallen, daß eine Mahlzeit wirksamer ist als eure Gedanken, eure Gefühle oder euer Wille, um euch wieder auf die Beine zu bringen? Ihr billigt der Nahrung lediglich eine instinktgelenkte, aber keine intellektuelle, bewußte Bedeutung zu, obgleich doch nur sie allein euch Energie und Gesundheit wiedergeben kann. Gerade sie ermöglicht euch das Handeln, Sprechen, Fühlen und Denken.

Dankbarkeit kann die grobe Materie in Licht und Freude verwandeln. Also muß man lernen, mit ihr zu arbeiten.

Wenn Ihr diese drei höheren Körper ernährt, werden die feinstofflichen Teilchen, die Ihr aufgenommen habt, an das Gehirn, an das Sonnengeflecht und an alle Organe weitergeleitet. Dann werdet Ihr Euch langsam bewußt, daß Ihr andere Bedürfnisse habt, Freuden höherer Natur empfindet, und dann bieten sich auch Euch viel größere Möglichkeiten."

Ästhetik

Ästhethik hat etwas mit Kunst, Grazie, Schönheit und Bezauberung zu tun. Viele von uns besitzen gute Musik und Bilder, Musikinstrumente. Wir dekorieren damit unsere Wohnung. Dabei vergessen wir ganz, daß wir gar nicht dazu ausgebildet sind, diese auch zu gebrauchen. Wenn ich ein Klavier besitze, bin ich noch lange kein Klavierspieler. Viele Kleider zu besitzen, muß noch lange nicht heißen: Ich habe einen guten Geschmack. Oft ist genau das Gegenteil der Fall. Das alles hat nichts mit Ästhetik zu tun. Viele sagen es aber, wenn sie ein Fest ausrichten, eine „schöne" Frau besitzen, oder einen Weihnachtsbaum, weil er nun mal teuer war. Das hat auch noch lange nichts mit Geschmack zu tun.

Weniger ist oft viel besser! Reichtum zieht Menschen so magisch an, wie Kinder von einem Weihnachtsbaum angezogen werden.

Viele Reiche schmücken sich im wahrsten Sinne des Wortes wie Weihnachtsbäume. Der Volksmund sagt ja spöttisch: „Er oder sie ist wie ein Weihnachtsbaum geschmückt."

Selbst demokratisches Denken sehen diese Menschen als modisch an. Das Wort Extravaganz ist für diese Menschen von ungeheurer Wichtigkeit.

Wichtiger ist Qualität in Statistik, als sich der Lächerlichkeit preiszugeben, einen Minirock zu tragen, weil es nun mal schick ist, ich aber ganz und gar nicht darin aussehe.

Wieviele schöne Frauen besitzen eine tolle Küche! Zum Vorzeigen – denn kochen können sie in der Regel nur erbärmlich! Sie schmücken den Tisch mit viel Silber, Kerzen und Blumen. Alles muß sehr teuer sein. Dann bekommt man zum Schluß ein Essen aufgewärmt aus der Kühltruhe. Kaviar, Lachs und vieles mehr. Nur vornehm und teuer, heißt hier die Devise. Klassische Musik muß auch dabei sein, auch wenn man sie nicht versteht und man sich entsetzlich langweilt. Das haben unsere Klassiker eigentlich nicht verdient. Sie bringen eine Mischung zwischen Original und Interpretation, das sind die heutigen „Klassiker", die einfach schick sind. Keiner reicht an unsere großen Klassiker heran, die alle mit unterschiedlichen Empfindungen große Werke schufen. Da wird die Seele gestreichelt. Gute Musik macht übrigens basisch.

Im Vergleich zu unserer Discomusik: Sie macht Ohren und Augen kaputt, und zudem macht sie auch noch den Körper sauer. Eine dröhnende Gewalt, die alle Zellen in unserem Körper erschlägt! Diese Musik verursacht unterschiedliche körperliche und geistige Krankheiten.

Es ist also unendlich wichtig, welche Ästhetik man benutzt. Gesunde Ästhetik macht die Menschen nicht krank. Scheinbare Ästhetik hängt von Moral ab. Also ist sie sozusagen erzwungen.

Jetzt geht es los!

Sicher haben Sie sich jetzt schon die ganze Zeit gefragt: „Und was muß ich tun, um gesund zu werden oder zu bleiben? Ich habe ja begriffen, daß, wenn ich mir keine Zeit für meine Gesundheit nehme, ich noch viel mehr Zeit dafür verwenden muß, um mich aus meiner Erkrankung zu erholen.
Also bitteschön, ich will ja gesund werden.
Was muß ich tun?
Das allerwichtigste dabei ist: Anfangen!

Richtige Ruheübungen

Ich selbst wollte es anfangs auch nicht so recht glauben. Ruheübungen sollen wichtig sein? Wo wir doch alle so wenig Zeit haben? Rinnt uns die Zeit nicht zwischen den Fingern davon? Und jetzt soll ich sie noch für nichts vergeuden?
Natürlich war ich sofort ablehnend eingestellt. Wir Europäer wissen ja im voraus immer alles sofort viel besser. Doch dann fiel mir mit der Zeit auf, daß, wenn ich mich noch so sehr anstrengte und abzappelte, ich oft nie das Ziel erreichte. Ich war schlapp und müde und fix und foxi. Wenn ich aber vor Wut oft alles liegenließ und mir sagte, ich bin halt zu blöde, ich kann es nicht! Ich kapiere es nicht, dann, auf einmal, nach einer gewissen Zeit erkannte ich, wo ich „versagt" hatte. Auf einmal lag die Lösung vor meinen Augen! So leicht und einfach! Und wenn ich

nachdachte, dann hatte ich mich vorher immer ausge-
ruht!

Ist es also doch vielleicht unendlich wichtig, Ruhe zu
üben? Kein Schwachsinn, wie ich anfangs glaubte? Ist es
vielleicht mit der Ruhe so ähnlich wie mit Pflichten und
Rechten? Wenn ich tätig bin, mich beschäftige, körperlich
wie geistig, muß ich da nicht auch die Gegenseite akzeptieren? Ist es vielleicht sogar meine Pflicht?

Also hörte ich mal neugierig zu, wenn Dr. Bambang jetzt
von seinen Ruheübungen sprach.

Gleich zu Anfang war mir eines klar, ich brauchte sogar so
etwas wie hilfreiche Mittel! Ohne die funktioniert es
schon mal gar nicht.

Diese sind: Warme und bequeme Kleidung. Natürlich
keine Lederkleidung! Kein enger Gürtel, kein Ring,
Schmuck und auch die Brille sollte man zur Seite legen.

Besondere Hilfsmittel sollte man sich zulegen: Und zwar
ein Hirseaugenkissen und ein Hirsekissen für den Bauch-
bereich. Probieren Sie es einfach mal aus, und Sie werden
erstaunt sein, wie wohl Sie sich fühlen. Die Hirse hält
warm und somit werden die Körperteile besser durchblutet. Man entspannt ganz von selbst. Ein sehr schönes
angenehmes Gefühl. Besonders das Hirseaugenkissen er-
frischt die Augen.

Zuerst über Ruheübungen im Liegen:

Es ist wirklich gut, wenn es mehr als zwei Leute sind. Ich
war verdutzt, als Dr. Bambang es mir erklärte. Wieso
zwei? Warum nicht alleine? Natürlich kann man alles auch
allein machen, aber wenn man es zu zweit macht, lernt
man automatisch, daß man zuerst einmal sich um sich
selber zu kümmern hat, obwohl man sich in einer Gemein-

schaft befindet. Ich begriff es zuerst nicht, da soll ich mit anderen üben und dann doch nur an mich denken? Wie denn das? Darüber soll ich dann ruhiger werden?

Man lege sich lang auf den Boden! Sie müssen unterscheiden lernen zwischen ruhen, schlafen und wachsein. Das sind wirklich drei verschiedene Begriffe.

Dann lernen wir die Unterscheidung: Wie fühle ich mich, wenn ich die Augen offenhalte, oder was ist, wenn ich mit geschlossenen Augen einfach daliege. Mit offenen Augen verbrauchen wir sofort mehr Energie. Wir richten dann unsere Aufmerksamkeit nach außen. Sobald ich die Augen geöffnet halte, schaue ich, was macht der oder die Person, die neben mir liegt. Liege ich auch so richtig? Ich habe sofort wieder so etwas wie ein Werturteil. Ich will auch so gut sein! Besser, wenn möglich!

Nur – durch diese Art des Denkens vergeude ich unendlich viel Energie und das hat mit Ruheübung nichts mehr zu tun. Wir richten unsere ganze Aufmerksamkeit nicht nach innen.

Mit verschlossenen Augen geht meine ganze Aufmerksamkeit nach innen. Es ist sozusagen eine schonende Energie. Es entsteht sofort eine feinere Aufmerksamkeit auf einer feineren Ebene. Plötzlich steigen Erinnerungen in mir hoch. Vielleicht habe ich schöne Gefühle, hübsche Empfindungen. Ich nehme auf einmal den Duft einer Blume wahr, den ich vorher gar nicht bemerkte, ich habe ja nicht mal die Blume gesehen, oder irgend ein Geräusch drängt sich mir auf.

Plötzlich lerne ich durch meine geschlossenen Augen viel besser zu beobachten. Es ist verrückt, aber es stimmt tatsächlich. Ich lerne auf einmal: geschehen lassen, mich einfach gleiten lassen. Unendlich, schön, weich, wie auf einer Wolke gleiten meine Gedanken und Gefühle dahin. In diesem Augenblick weiß ich: Ich gehöre mir ganz alleine!

Heißt es nicht in der Bibel: „Sorge dich nicht, wie die Lilien im Felde und der Vogel auf dem Baum sich nicht sorgt. Dein Wille geschehe..."

Ich bin ganz ich! Ich bin nicht mehr Mutter oder Vater, Bruder, Schwester, Chef, egal was ich sonst bin, ich bin jetzt ich! Ich!

Angenehme und unangenehme Empfindungen einfach geschehen lassen! Ich muß nicht angenehme Erinnerungen behalten, ich brauche unangenehme auch nicht ablegen bzw. ablehnen. Einfach alles mit einer innerlichen Heiterkeit beobachten. Das hat mit Gleichgültigkeit gar nichts zu tun!

Niemand weiß warum, wie ich mich jetzt fühle, was ich denke, beobachte. Ich bin eins mit mir!

Lassen wir doch unser feines Nervensystem einfach mal seine feine Tätigkeit ausführen. Ich halte die Augen geschlossen – und was geschieht? Alle fünf Sinne ziehen sich jetzt automatisch auf die feinere Ebene zurück.

Wir hören laute und leise Geräusche. Wir hören einfach zu, wir akzeptieren! Wir hören vielleicht Verkehrslärm oder vielleicht nur den eigenen Atem? Wir fühlen oder erspüren einen Geschmack oder den eigenen Geruch! Wir „riechen" vielleicht den Raum, in dem wir mit geschlossenen Augen liegen.

Lassen wir doch einfach die Bilder, die in uns jetzt aufsteigen, stehen. Wir akzeptieren alles!

Mit einem Wort – einfach *loslassen*.

Es *kann*, wenn man will, leise feine Musik gespielt werden.

Cirka 15 bis 20 Minuten sollte diese Übung schon andauern!

Man darf sogar dabei einschlafen!

Bedenken Sie immer eins: Ruhen ist nicht schlafen und schlafen ist keine Ruhe!

Ruhen kann im Wachsein stattfinden. Ruhen ist nicht schlafen!

Während der Ruheübung zwingen Sie sich zu nichts!

Machen Sie es einmal täglich und Sie werden auf Dauer viel besser arbeiten, das Leben meistern! Vieles wird sich durch diese simple Übung in Ihrem Leben verändern.

Ruheübungen im Sitzen.

Auch hier heißt es: Wenigstens 15 bis 20 Minuten sollte diese Übung schon dauern.

Bequem sitzen ist Voraussetzung! Eine bestimmte Sitzhaltung ist keine Vorschrift! Sitzen Sie einfach so, wie es für Sie am bequemsten ist! Lassen Sie sich nie mehr etwas anderes vorschreiben! Alles, was Sie „erüben" oder „erzwingen" müssen, kann nicht gut und gesund sein.

Sie müssen nur dafür sorgen, daß Ihr Körper bequem sitzt.

Es ist schon verwunderlich, wenn einem gesagt wird, daß Sitzübungen sogar dem Liegen vorzuziehen sind. Sitzende Haltung ist förderlich für Menschen, die meditative Erfahrungen zu machen bereit sind. Warum ist die Ruheübung jetzt für unsere Gesundheit so wichtig? Der menschliche Geist benötigt Ruhe, weil er sehr viel von der gesamten Energie des Körpers verbraucht. Wenn wir schwere körperliche Arbeit verrichten, halten wir immer wieder inne und ruhen uns aus. Wir brauchen es einfach. Erst nach dem Ausruhen packen wir es wieder an und können körperliche Tätigkeiten ausüben.

Wieso glauben wir dann so felsenfest, daß denkende Menschen nicht auch Ruhe brauchen? Dann heißt es sofort: „Sie sind faul."

Wenn ich intensiv schreibe, fühle ich mich anschließend furchtbar ausgelaugt. Das geht manchmal so weit, daß ich dann auch körperlich schwach geworden bin. Ich lege mich hin und tue gar nichts! Ich bin so erschöpft, daß ich nichts mehr hören und sehen will. Wieso muß es erst dazu kommen? Jetzt weiß ich, wieviel gesünder es ist, wenn ich mich *rechtzeitig* zu einer Ruheübung entschließe. Ich bin dann viel frischer und froher.

Durch feinere Tätigkeiten, bzw. durch richtiges Ruhen, tanken wir Energie aus dem Universum. Wenn wir mit geschlossenen Augen liegen oder sitzen, verlassen wir die gröbere Ebene.

Mit geschlossenen Augen geht der Geist nach innen. Mit offenen Augen beschäftigen wir uns mit groben Dingen wie sehen, prüfen, kontrollieren. Wenn wir immer wieder diese Übungen durchführen, wird die Kapazität unseres Geistes immer mehr aktiviert und gefordert.

Zuerst sich zurückziehen, um dann kraftlos loszulassen, dann erst schießt der Pfeil mit Gewalt nach vorne ins Ziel. So ist es auch mit uns! Danach werden wir wieder aktiv und rege.

Man lernt das vom Zen-Buddhismus.

Auch vor dem Essen soll man kurz die Augen schließen und sich besinnen. Selbst wenn wir beten wollen. Alles wird danach leichter und ausdrucksvoller, intensiver und schöner. Alles wird dadurch lebendiger.

Der Geist darf zwischendurch ruhen!

Alles im Kosmos hat immer zwei Seiten! Wenn wir eine Seite vernachlässigen, muß es zu Stauungen und Krankheiten kommen.

Ein ausgeruhter Geist kann immer besser arbeiten.

Beispiel: Wenn man zuviel arbeitet, ruft man doch immer wieder: „Laßt mich in Ruhe!" Darin ist alles enthalten. Ich wußte es schon immer, nur habe ich nie wirklich darüber nachgedacht. Seitdem ich mich jetzt daran halte, geht alles viel leichter.

Bin ich körperlich müde, stolpere ich und habe Schwierigkeiten, mein Gleichgewicht zu halten.

Auch mein Geist kann stolpern und somit nicht mehr klar denken und sich konzentrieren.

Da man die gleiche Übung ja auch im Sitzen machen kann, erfahre ich immer wieder, wie Autofahrer, Vertreter etc. mir sagen: „Seitdem ich darum weiß, fahre ich nie ohne mein Hirseaugenkissen. Wenn ich fühle, ich kann mich nicht mehr so gut konzentrieren, fahre ich auf den nächsten Parkplatz und ruhe mich aus. Lege das Hirsekissen auf die Augen und laß meinem Geist einfach freien Lauf. Ich kenne keinen Stress mehr. Bin trotzdem pünktlich, behalte auf einmal meinen Humor, wenn es mal einen Stau gibt. Ich habe jetzt immer ein lustiges Buch neben mir liegen. Ich ärgere mich nicht mehr.

Selbst im Büro in der Mittagspause ziehe ich mich zurück und ‚meditiere' meine 15 Minuten. Danach habe ich tolle Einfälle. Was uns vorher oft Stunden Kopfzerbrechen machte, liegt jetzt so einfach und klar auf der Hand."

Selbst jetzt, da ich dieses Buch schreibe, fühle ich es deutlich. Manchmal schreibe ich tief in der Nacht, aber immer habe ich vorher eine Ruhepause gehabt, oder mitten am Tag, wenn eigentlich meine Kraft schon verschwunden sein müßte. Ein Sachbuch zu schreiben erfordert die größte Geistesanstrengung.

Ich habe viele hundert Romane geschrieben, das hat mich nicht so geschlaucht wie jetzt ein Sachbuch zu schreiben.

Einfach nur kleine Spielregeln einhalten und Sie verändern sich, das Umfeld und vieles mehr.

Sie sehen, lieber Leser, es ist alles gar nicht so schlimm. Oder besser gesagt: „Nichts wird so heiß gegessen wie es gekocht wird." Gesundheit ist etwas Köstliches!

Gesunde Menschen besitzen einen tiefgehenden Humor und haben immer Freude am Leben – und auch viele Freunde! Ja, man sucht die Gesellschaft dieser Menschen.

Lohnt es sich nicht schon deswegen, froh und gesund zu sein?

Schauen wir mal weiter, was wir noch tun können, um unsere Gesundheit zu erhalten oder zurückzubekommen.

Atemübungen

Man benutzt ausschließlich die Nase zum Atmen. Wir können auch durch den Mund atmen. Aber bitte nur im Notfall! Nie mehr vergessen! Das ist für Ihre Gesundheit von äußerster Wichtigkeit.

Durch Einatmen nehmen wir Lebensstoffe und nicht nur Sauerstoff zu uns. Und die Nase wird immer funktionsfähiger, wenn wir sie auch richtig zu benutzen wissen. Die Nasenatmer sind auch in der Regel viel ruhiger und gelassener. Mundluftschnapper haben auch immer mit ihrem Kreislauf Probleme.

Durch das richtige Nasenatmen reinigen wir auch gleichzeitig unsere Nase.

Wenn wir richtig atmen, gibt es auch eine richtige Zwerchfelltätigkeit. Viele Menschen auf der ganzen Welt haben nur durch falsche Atmungsgewohnheiten die Beweglichkeit des Zwerchfells verkümmern lassen. Unser Zwerchfell hat aber die Funktion eines Kolbens! Wie wichtig ein gut arbeitender Kolben in Ihrem Auto ist, das wissen Sie doch ganz sicherlich.

Wenn also Ihr Zwerchfell ab jetzt wieder richtig arbeitet, dann werden, wenn es nach unten geht, die unteren Organe massiert, wenn es nach oben geht, werden Ihre Brustorgane massiert.

Es ist richtig, wenn der Bauch gewölbt ist *beim Einatmen.* Viele Atemschulen sagen leider genau das Gegenteil. Beim Ausatmen den Bauch tief einziehen.

Beachten Sie sich mal ganz genau und Sie werden feststellen, daß Sie es zu Anfang vollkommen falsch machen.

Üben Sie es im Stehen, im Sitzen, im Liegen. Sie werden immer Zeit dafür finden. Und wenn es im Stau auf der Autobahn ist, so haben Sie sogleich eine gute Übung und ärgern sich nicht, wenn es nicht gleich weitergeht. Ja, Sie werden dann sogar feststellen, daß es Ihnen Spaß macht, so ein wenig Zeit für sich gefunden zu haben.

Ärger macht Sie sauer, auch Ihre Zellen! Fröhlichkeit macht Sie basisch, und durch die Atemübung machen Sie sich auf Dauer gesund. Richtiges Atmen ist Jogging für Ihre inneren Organe.

Der Stoffwechsel wird verbessert. Vielleicht kleben Sie sich sogar ein kleines Zettelchen im Auto an das Armaturenbrett, dann vergessen Sie diese Übungen nie mehr!

Durch tiefe Atmung und durch langsame Atmung bekommen Sie sehr bald viel bessere Lebensqualität. Durch diese verschiedenen Atemübungen entsteht in Ihrem Körper so etwas wie eine Vibrationsatmung.

Verschiedene Teilübungen

Es gibt natürlich viel mehr Atemtechniken. Wir werden nur einen kleinen Teil davon beschreiben. Wer mehr wissen möchte, sollte einen guten Yogimeister hinzuziehen. Wir nehmen ganz bewußt nur die wichtigsten in diesem Buch auf. Zuviel würde Sie nur verwirren und wieder mutlos machen – also fangen Sie erst gar nicht damit an.

1. Atemtechnik

Mit verschlossenen Augen im Sitzen ein Nasenloch zumachen. Und dann atmen Sie ganz langsam. Fünf Minuten lang. Danach ein paar Minuten Pause machen. Dann das andere Nasenloch zumachen und wiederum fünf Minuten durch das andere Nasenloch langsam atmen. Dann wieder eine Pause machen.

Durch Benutzen von nur einem Nasenloch verlangsamt sich das Atemtempo sofort. Automatisch beruhigt sich auch Ihr Geist. Den Effekt kann man in der Regel sofort erfahren. Ihre Haut wird rosig und schön. Sind Sie aufgeregt, auch im Büro, gehen Sie doch kurz auf die Toilette oder machen Sie diese Übungen. Die Verhandlungen gehen dann anschließend viel einfacher.

2. Vibrationsatmung

Am meisten verbindet sich die Vibrationsatmung durch Gesang gewisser Laute. Sicher haben Sie schon von dem berühmten Wort „Om" gehört? Wenn Sie das machen, verlieren Sie kaum Energie. Diese feine Vibration, also das richtige Atmen mit dem singenden Wort „Om", überträgt sich sogar auf Ihre Zellen. Das ist eine unwahrscheinlich sinnvolle Energieverbindung. Dadurch werden Ihre Zellen massiert! Sie können dann wieder Ihre Arbeit verrichten, für die Sie ja geschaffen sind, Dreck aus dem Körper schmeißen und Ihre Kraft verdoppeln, etc.

3. Wärmeübungen

Es ist ganz wichtig, daß Sie immer warm essen, Warmes trinken. Begründung: Wir haben 37 Grad in unserem Körper. Bei jeder Temperatur, die unter 37 Grad liegt – also wenn wir Kaltes trinken –, geben wir sofort sehr viel Energie ab. Darum schwitzt man auch im Sommer weniger, wenn man nicht kalte, sondern warme Getränke zu sich nimmt. Trinkt man sehr kalte Getränke, arbeitet der Körper sofort auf Hochtouren, denn er muß ja wieder seine 37 Grad erreichen. Also schwitzen wir anschließend noch viel mehr.

Haben Sie aber schon gesundheitliche Probleme, gibt es durch heißes Wasser schon oft eine große Erleichterung, ja, oft auch Heilung. In dem Buch „Yoga der Ernährung" heißt es folgendermaßen: „Wenn Ihr fettiges Geschirr in kaltem Wasser spült, habt Ihr sicherlich schon festgestellt, daß die Teller gar nicht sauber werden. Das Fett löst sich nur im heißen Wasser auf. Ebenso verhält es sich im Organismus: Heißes Wasser löst viele Elemente und Stoffe auf, die kaltes Wasser intakt läßt. Wenn diese Stoffe aufgelöst sind, werden sie durch die Poren, die Nieren usw. ausgeschieden und dann fühlt Ihr Euch gereinigt und verjüngt. Ihr könnt sogar jeden Tag auf nüchternen Magen heißes Wasser trinken. Da heißes Wasser die Kanäle reinigt, ist es auch ein ausgezeichnetes *Heilmittel* gegen Arteriosklerose und Rheumatismus."

Wir haben immer wieder feststellen dürfen, daß, wenn einer in tiefer Trauer ist, Ängste oder auch Depressionen hat, warme Bäder oder warme Duschen fast eine sofortige positive Wirkung auf diesen Menschen ausüben.

Trinken Sie also sehr viel! Das ist lebenswichtig für Ihren Stoffwechsel. Kanne-Brottrunk mit Wasser vermischt und Kräutertees! Aber nicht einfach irgendeinen Kräutertee; sondern besorgen Sie sich das sehr gute Kräuterbuch von Frau Treben (Ennsthaler Verlag) und Sie wissen dann ganz genau, welchen Tee Sie für Ihre Krankheit zu sich nehmen sollten. Auch nicht selbständig mischen! Es sind auch hier sehr große Geheimnisse. Füllen Sie sich also eine

Thermosflasche entweder mit heißem Wasser oder Tee. Wichtig ist, daß Sie den ganzen Tag immer kleine Schlückchen zu sich nehmen. Nicht auf einmal Tee oder Wasser in sich hineinschütten! Das bekäme weder Ihrem Kreislauf noch Ihren Nieren sehr gut.

4. Ausscheidungen

Wichtig ist, daß Sie schon am Morgen Ausscheidungen vornehmen. Dabei fangen wir mit dem Duschen an. Wichtig ist, daß Sie es auf Dauer lernen, zum Schluß sich einmal kalt abzuduschen. Das darf aber nicht länger als eine halbe Minute dauern. Vorsichtig damit beginnen. Immer mit dem rechten Fuß.

Ohren gut auswaschen! Sehr wichtig! Das vergessen viele Menschen. Mit ihren Ohren gehen sie immer sehr nachlässig um. Dann die Nasenspülungen. Auch das sollten Sie sich angewöhnen. An dieser Stelle möchten wir Sie darauf aufmerksam machen, daß Sie mindestens einmal im Monat mit den Ohrkerzen arbeiten. Damit holen Sie allen tiefsitzenden Dreck aus Ihren Ohren. Total ungefährlich! Es ist eine ausgezeichnete Sache. Ohrspülungen selbst sollten Sie immer einem Arzt überlassen.

Ihre Zähne mit Heilerde putzen – bestes, gesündestes Zahnputzmittel! Mit einem Zungenschaber Ihre Zunge jeden Morgen reinigen! Von Natur aus ist am Morgen die giftigste Substanz auf Ihrer Zunge anzutreffen. Das Reinigen sollte selbstverständlich nüchtern vorgenommen werden, also vor dem Frühstück.

In unserer heutigen Zeit stürzt sich ja auch die Chemie auf unsere körperlichen Bedürfnisse und macht riesige Geschäfte damit. Daß wir so nebenbei dadurch auch noch krank gemacht werden, ist für sie nicht von Belang, oder sagen wir mal so: Wenn wir wieder krank geworden sind, springt doch die Chemie ebenfalls ein mit Pillen, Salben etc. Und so werden wir ständig von ihr ausgeplündert. Bedenken Sie stets: Alles, was die Chemie an Deodorants und so weiter anbietet – es sind *immer* schweißunterdrük-kende Mittel. Auch die Achselsprays sind nicht gut.

Deostein, Naturprodukt, ist eine sehr gute Sache. Vor allen Dingen möchten wir Sie ganz dringend vor den Deodo-rants im Intimbereich warnen. Sie glauben gar nicht, wie krank Sie sich machen. Scheidenjucken, Scheidenbrennen und vieles mehr. Wenn Sie, lieber Leser, einmal darunter gelitten haben, dann wissen Sie ja auch, wie Ihre Lebens-qualität dadurch sinkt. Sollten Sie zur Zeit Probleme haben, machen Sie doch mal täglich ein Sitzbad in der Dusche. Wasser rein – und dann eine Flasche Kanne-Brottrunk hineinkippen. 20 Minuten darin verbringen. Nachts führen Sie dann biologischen Yoghurt ein. Pudern den Intimbereich mit Heilerde ein und Sie werden sehen, wie schnell Sie wieder glücklich sein können.

Unterdrückung von Ausscheidungen macht wirklich ernsthaft krank. Somit verbleiben die giftigen Stoffe in Ihrem Körper. Der Schöpfer weiß immer, was für Sie gut ist, nicht die Chemie! Wäre die Ausscheidung für Ihre Gesundheit nicht wichtig, würde die Natur nicht so einge-richtet sein. So einfach ist das! Am Geruch kann der Arzt auch schon oft die Krankheit diagnostizieren. Überdecken Sie es aber mit Deodorants, kann er es nicht mehr feststel-len.

Behindere ich irgendwie den Fluß meiner Körpersäfte, egal ob in der Scheide, in Poren usw., bin ich für meine Krankheiten zuständig.

Es geht nicht darum, wieviel von der Ausscheidung im Körper verbleibt, sondern welche Organfunktionen können dadurch geschädigt oder an ihrer Arbeit gehindert werden.

Ein kleines Beispiel, damit Sie es besser verstehen. Wir können eine ganze Handvoll Sand ohne „Nebenwirkungen" nehmen und festhalten. Aber ein Sandkorn im Auge, dann ist bei uns der Teufel los!

Sehen Sie jetzt, wie wichtig alles ist? Vielleicht, wenn Sie heute mit dem Deo arbeiten, war es schon zuviel. Geruch geht durch richtige Ernährung immer fort.

Weil jeder Mensch nun mal einmalig ist, wird er seinen Weg finden müssen. Selbstverständlich darf jeder alle möglichen Stoffe zu sich nehmen, solange er diese verdauen kann.

Aber folgende Feststellungen aus eigener Erfahrung und von vielen Menschen haben ergeben: Eiweißarme Nahrung, frisches Obst und viel Gemüse machen einen gesunden Körper ohne „stinkende" Schweißabsonderungen/Ausscheidungen.

Was ist Hirse?

Viele Menschen haben noch nie Hirse gegessen! Sie glauben in der Tat, das sei nur Nahrung für ihren Wellensittich.

Hirse ist ein sehr basisches Getreide. Wer zuviel Säure oder einen schlechten Mundgeruch hat, sollte sehr viel Hirse essen. Hirse läßt sich vielseitig in der Küche verwenden. Sie ist besonders als *Krankenkost* geeignet. Sie gehört zur Familie der Gräser und gleicht ein wenig dem Hafer! Sie ist aber sehr zuckerreich. Sie gibt Kraft und verbessert das *Aussehen*. Auch was die Vitamine angeht, unterscheidet sich Hirse kaum von anderen Getreiden. Erwähnenswert ist ihr Gehalt an Vitaminen B_1 und B_2, der in etwa dem des Weizens entspricht. Neben ihrem Gehalt an Magnesium und Kalium ist besonders der hohe Gehalt an *Eisen* hervorstechend, der mit 9 mg/100 g weit über dem der anderen Getreidearten liegt. Noch wichtiger allerdings sind die Spurenelemente. Ganz besonders Fluor und Silizium sind mit 0,1 mg/100 g beziehungsweise 0,4 mg/ 100 g in der Hirse sehr viel mehr vorhanden als in allen anderen Getreidearten. Hier liegt also auch die Erklärung und Berechtigung für den Ruf der Hirse als „Schönmacher".

Hirse besitzt auch Klebereiweiß.

Methode Hirsekur

Wenn Sie krank sind, sollten Sie unbedingt vorher zwei bis drei Wochen lang erst einmal eiweißlos leben: Viel Gemüse, Salate, Kartoffeln, Hirse, Buchweizen, Gemüsebrühen.

Wichtig ist auch, daß Sie reichlich Vitamine zu sich nehmen. Sie sind ja krank und haben große Mängel. Vitamin B, E, C (aber niemals Ascorbinsäure, sondern C aus der Acerolakirsche. Am Ende des Buches finden Sie die jeweiligen Bezugsquellen). Vitamin A nur mit Lebertran abdecken. Dann können Sie niemals Ihre Leber überfüttern! Äußerst wichtig! Das ist nicht nur der beste Schutz Ihrer Schleimhäute, knochenaufbauend und A- + D-Spender, sondern er kapselt sozusagen auch den Krebs ein. Alles was mit Karzinom endet, ist ein Schleimhautkrebs. Täglich 3 Eßlöffel davon nehmen. Den flüssigen Lebertran wohlverstanden, ansonsten müssen Sie 120 Kapseln nehmen. 1 Kapsel hat nur einen halben Tropfen Lebertran vorzuweisen. Von der Firma Lamotte, Bremen, erhalten Sie einen unbelasteten Lebertran.

Es wäre auch sehr zu empfehlen, wenn Sie mit Golden Yacca plus Ihren Darm in Ordnung bringen.
Golden Yacca plus ist selbstverständlich kein Medikament. Es ist schlicht und einfach ein Nahrungsergänzungsmittel. Golden Yacca plus ist selbst auch nicht in der Lage, Ihnen zu helfen, sondern die darin enthaltenen Vitamine, Spurenelemente, sowie Saponine.
Dr. Bambang und ich haben zu Anfang geglaubt, in diesem Nahrungsergänzungsmittel ein ausgezeichnetes Mittel für den Darm gefunden zu haben. Wissen wir doch schon lange: Vom Darm hängt die Gesundheit ab wie von keinem anderen Organ. Die Darmgifte, massive Gärgasbildungen, sind Störungen für die anderen Organe. Verdauungsfunktion mit Verstopfung einerseits, Durchfall andererseits treten auf. Zerstörung der Darmflora mit ihrer wichtigen Vitaminbildungsfunktion, gehäuftes Auftreten von Pilz- und Salmonellenerkrankungen, Verdauungsstörungen mit nur teilweise verdauten Nahrungsbestandtei-

len sind die direkten unmittelbaren Folgen, wenn man einen gestörten Darm hat.

Die direkten, bzw. indirekten Folgen sind alles Erkrankungen, die sich daraus ergeben, wie: erhöhter und erniedrigter Blutdruck, durch darmgiftbedingte Kreislaufregulationsstörungen, Arthritis (häufig Ursache chronischer Darminfekte), Allergien wie Neurodermitis und Asthma, die in hohem Maße dadurch erhöhte Tumorbereitschaft durch viel saure Gärungsgifte, Infektanfälligkeit, geschwächte Abwehr, Depressionen usw. Sogar Leistenbrüche, Zwerchfellbrüche, Herzbeschwerden, Blasen- und Gebärmuttersenkung hängen mit einem überblähten, funktionsgestörten Darm zusammen und lassen sich durch dessen Normalisierung bessern oder beheben.

Golden Yacca plus ist ein Auszug aus einer Wüstenlilienart, die sowohl in klimatischer Hinsicht (extreme Hitze und Kälte) als auch von den Standortbedingungen her mit außergewöhnlichen Verhältnissen zurechtkommen muß. – Wir wußten: Das ist *das Mittel* für den Darm. Das Mittel wirkt durch den Saponingehalt (eine hormonähnliche Verbindung, ähnlich wie Cortison, aber ohne alle Nebenwirkungen). Es kommt zu einer unschädlichen Schaumbildung, die durch ihre enorme Oberfläche ein extremes Bindungsvermögen für Darmgifte besitzt. Das erkennt man daran, daß der Stuhl sehr oft schlagartig volumenreicher wird, somit der Darm von gestauten Kotresten entleert wird. Die Darmtätigkeit wird erheblich aktiviert, Gärgase intensiver abgetrieben. Die Inhaltsstoffe scheinen sich auch fettlösend auf Gefäß und Ablagerungen in allen Regionen des Körpers auszuwirken. Obwohl eine definitiv weitreichende Therapie mehrere Monate benötigen mag, ist eine Besserung nicht selten schon nach Tagen erkennbar.

Arthritis wird in vielen Fällen allmählich gebessert, Wasseransammlungen bei Herzmuskelschwäche, Lymphstauungen und Gelenkschwellungen bilden sich zurück.

Aus Erfahrung haben wir inzwischen gelernt, wenn wir uns vorher unseres Darms annehmen, dann geht die Hirsekur viel leichter vonstatten.

Möchten Sie, lieber Leser, also damit beginnen, nehmen Sie zuerst täglich eine Kapsel und das über viele Tage, dann die Dosis langsam steigern. Es können unbedenklich bis zu 3 mal 3 Kapseln genommen werden. Ganz wichtig dabei ist jedoch das Trinken!

Zwei bis drei Liter Flüssigkeit sollten es täglich sein. Außerdem durchsaften Sie damit Ihr Gewebe. Eine unglaublich gute Sache, wenn man sich das viele Trinken wieder angewöhnt.

Alle 5 bis 10 Minuten einen Schluck, das genügt vollkommen.

Warum sind Lichtkapseln so wichtig?

In dem Buch „Die heilende Kraft des Lichts" von Dr. Jacob Libermann las ich folgendes: „Licht gehört zu den ältesten, einfachsten und wirksamsten Heilmitteln der Menschheit. Der gezielte Einsatz sowohl des Sonnenlichts als auch des künstlichen Vollspektrumlichts sowie spezieller, klinisch erprobter Licht-Therapien vermag viele akute Krankheiten und chronische Beschwerden zu lindern oder sogar zu heilen und zahlreiche psychische Störungen zu beheben."

Wenig später erhielt ich einen Bericht über die „Innere Lichttherapie" mit Bergkristallen und durfte auch sofort Herrn Jensen kennenlernen. Seit 1980 forscht und experimentiert Herr Jensen mit der Wirkung von Bergkristallen auf den menschlichen Organismus.

Inzwischen haben diese Forschungen ergeben, daß praktisch alle degenerativen Entwicklungen und Erscheinungen wieder rückgängig gemacht werden können.

Diese erstaunlichen Wirkungen werden dadurch möglich, weil Bergkristalle zu feinstem Pulver gemahlen und dann in Form von Lichtkapseln eingenommen werden.

Die Erklärungen hierfür liegen in den Forschungsergebnissen von Herrn Dr. Fritz A. Popp, der seit über 20 Jahren die Grundlagen und die Wirkungen von schwachen Lichtstrahlungen untersucht und publiziert hat. Bergkristalle sind gespeichertes Sonnenlicht und beinhalten das gesamte Spektrum der Farben wie in einem Regenbogen. Also von Dunkelrot bis Dunkelblau.

Als Träger für das Kristallpulver dient Milchzucker, der übrigens völlig frei von Zucker und Eiweiß ist. Durch den konzentrierten Anteil von Milchzucker in den Lichtkapseln erfolgt außerdem im Laufe der Zeit eine Darmsanierung, weil Fäulnisbakterien ausgeschieden werden und somit eine gesunde Darmflora entsteht. Wußten Sie eigentlich, daß für die Voraussetzung einer optimalen Immunität zu ca. 80 Prozent der menschliche Darm verantwortlich ist? Der Prozeß der Wandlung von Kranksein in Gesundsein benötigt aber ein wenig Zeit, so daß eine positive Wirkung erst nach einigen Wochen eintreten wird.

Unser Organismus benötigt laufend eine natürliche Lichtzufuhr, bekommt aber bekanntlich viel zu wenig davon. Unsere Lebensmittel speichern das Sonnenlicht nur im frischen Zustand. Nach der Zubereitung ist dieses Licht verloren gegangen. Das Sonnenlicht können wir über unsere Haut und über die Augen nur wenige Monate im Jahr aufnehmen. Die regelmäßige Einnahme der Lichtkapseln wirkt auf den Menschen wie eine „Lichttankstelle für die Zelle".

Man nimmt täglich eine Kapsel 20 Minuten vor dem Frühstück. Wir haben auch sehr gute Erfahrungen verzeichnen dürfen, als wir besonders gestreßten oder sehr schwachen Menschen mehr gaben. Sie können also auch ruhig mal vier Stück nehmen. Oder, was sich auch sehr gut bewährt hat, Sie fangen mit 10 Stück an und nehmen dann täglich eine weniger. Also neun, acht, sieben und so weiter.

Sie können dabei nichts falsch machen. Nehmen Sie die Lichtkapseln so ein, wie Sie es für richtig halten. Vergessen Sie nie, Sie sind kein Gardinenstangenmensch. Jeder ist eine Persönlichkeit.

Aus Erfahrung haben wir feststellen können, daß, wenn man beide zusammen während der Hirsekur nimmt, man sich sehr wohl fühlt, und oft kommen gar keine „Erstverschlimmerungen" herauf. Die Kapseln sind schon etwas Einmaliges. Bezugsquelle auch am Schluß des Buches.

Was benötige ich noch?

Ganz wichtig ist auch, daß Sie sich Heilerde besorgen. Diese erhalten Sie in jeder Apotheke, im Reformhaus, auch in Bioläden kann man sie kaufen. Sie können sich damit die Zähne putzen, innerlich einnehmen, dann bindet sie sämtliche Gifte an sich und scheidet diese dann über den Darm aus. Heilerde kann auch zu Verstopfung führen. Wenn Sie also an Durchfall leiden, dann nehmen Sie so viel, daß Ihr Stuhl normal wird. Leiden Sie unter Verstopfung, dann müssen Sie persönlich die Dosierung herausfinden.

Manche können bis zu drei bis vier Eßlöffel täglich zu sich nehmen und fühlen sich wohl. Andere wiederum, und dazu gehöre ich auch, brauchen also nur einen halben Teelöffel davon.

Dann ist es auch wichtig, daß Sie sich Kanne-Brottrunk besorgen. Wenn Sie Kreislaufbeschwerden davon bekommen sollten, dann haben Sie zu wenig gegessen. Sollte es also vorkommen, dann nehmen Sie den Brottrunk pur und Ihr Kreislauf stabilisiert sich wieder. Ansonsten holt er die alte Säure aus dem Körper. Sie können auch den Brottrunk mit Wasser verdünnen. Auch da können Sie es so nehmen, wie Sie es für richtig halten. Haben Sie vorher noch keinen Brottrunk gekostet, werden Sie automatisch erst den Brottrunk mit Wasser verdünnt trinken. Es ist wie mit dem Weintrinken. Zuerst fangen Sie mit dem süßen Wein an. Eines Tages stehen sie auf trockenen Wein und können sich gar nicht mehr vorstellen, daß Sie damals nur den süßen mochten.

21 Tage unerläßlich??

Das ist sehr wichtig. Vorher müssen Sie sich im klaren darüber sein, daß Sie die 21 Tage Hirsefasten nicht abbrechen. Ein Unterbrechen gibt es nicht. Da müssen Sie halt wieder ganz von vorn beginnen. Sie arbeiten während der ganzen Zeit weiter. Das ist sehr wichtig. Sie dürfen sich auch nicht abschotten! Ganz wichtig haben wir gefunden, wenn Sie andere Menschen zum Mitmachen ermuntern könnten. Es ist aber letztendlich für Sie persönlich vollkommen unwichtig. Sie halten ja durch! Sie gehen schließlich immer Ihren eigenen Weg. Sind Sie nicht sehr krank, empfehlen wir ganz besonders den Frühling und den Herbst. Also März/April/Mai bzw. September/Oktober/November. Wie gesagt, bei gravierenden Krankheiten muß man nach einer kurzen Vorbereitungskur sofort damit anfangen. Schmerzen lassen zum größten Teil nach, besonders bei Rheuma, Gichtanfällen ist dieses Fasten eine ganz tolle Sache. Aber auch bei den Krebspatienten haben wir sehr gute Erfolge damit erzielt. Ja, in der Regel steigen wir nach ein paar Wochen Gemüsezeit sofort mit der Hirsekur ein, um somit eine gute Basis für die weiteren Therapien zu schaffen.

Wenn Sie einmal 21 Tage durchgestanden haben, ist bei Ihnen die nächste Wiederholung schon sozusagen programmiert, weil Sie festgestellt haben, wie wohl man sich fühlen kann.

Ab dem 14. Lebensjahr kann man diese Kur auch bei Kindern unbedenklich durchziehen. Befragen Sie aber trotzdem einen guten Arzt. Das heißt, der Arzt muß sich mit Heilfasten auskennen. Die anderen Ärzte zu befragen ist zwecklos.

Nebenwirkungen gibt es keine, es sind evtl. Erscheinungen von angeblichen Krankheitsbildern während der Kur vorhanden. Es treten also während der Kur leichte Erstverschlimmerungen gewisser Symptome von alten Krankheiten auf. Sie treten aber immer nur ganz kurzfristig auf. Das ist also ganz natürlich. Durch die Gifte, die durch die Hirsekur ausgeschieden und herausgerissen werden, muß der Körper sich ganz hübsch anstrengen. Darum haben wir ja auch durch die Golden Yacca und Lichtkapseln diese mildern können.

Sollten Sie sich noch nicht zu einer Hirsekur entschließen können, weil Sie die Hirse noch nie gegessen haben, essen Sie doch mal hin und wieder nach einem Rezept, in dem Hirse verarbeitet wird. Rezepte gibt es genügend in dem Kochbuch: „Wer ist Gesundheitskiller Nr. 1?" Es gibt sozusagen eine Schnupperhirsekur.

Selbst 1 Tag kann schon etwas Gutes für Sie leisten! Besser mal schnuppern als nie damit anfangen.

Zusammenwirkung mit anderen Mitteln der Schulmedizin – Naturheilmethode

Sollten Sie Präparate nehmen, einfach in den Alltag mit einfügen. Erst nach der Kur fängt man an, Medikamente fortzulassen, weil der Körper dann die Kraft dazu bekommen hat. Sie als Patient werden dann selbst erkennen, daß Ihr Körper diese Giftstoffe immer weniger benötigt. Sie machen ja krank und abhängig und nicht gesund und froh. Ein Leben lang Medikamente nehmen heißt: Niemals gesund werden. Die Betreffenden werden merken, daß die Hirsekur eine sehr lange Nachwirkung hat. Man fühlt sich nach diesen 21 Tagen unendlich wohl. Wenn Sie also noch Medikamente nehmen, dann anschließend ganz langsam reduzieren. Nicht plötzlich absetzen. Wenn Sie z. B. 3 Tabletten nehmen, dann nehmen Sie erst viele Tage 2, dann 1 und dann viele Tage eine halbe Tablette, dann jeden zweiten Tag nur eine halbe Tablette, dann irgendwann jeden dritten, vierten Tag und so weiter. Bis Sie merken, Sie brauchen diese Krücken nicht mehr.

Lebertran

Lebertran erzeugt eine gewisse Wärme. Er ist ja auch der beste Schutz Ihrer Schleimhäute. Also auch während der Hirsekur Lebertran zu sich nehmen. Spritzen oder andere Präparate z. B. für die Osteoporose, Verschleißerkrankungen, Knochenerkrankungen sind dann überflüssig geworden.
In der Heilerde befindet sich sehr viel Kieselsäure, sowie in der Hirse.
Deswegen sind diese beiden Produkte so wichtig für Ihre Knochen.

Die Klysopumpe

Wir finden, daß es eine der besten Erfindungen für die Darmreinigung ist. Sie können sich sozusagen auf die Toilette setzen, vor sich einen Eimer mit lauwarmem Wasser. Wenn Sie sehr viel für sich und Ihren Darm tun wollen, dann geben Sie noch 1 Eßlöffel Heilerde oder eine halbe Flasche Kanne-Brottrunk in das Wasser.

Das eine Ende des dünnen Schlauches kommt in den Darmausgang, das andere Schlauchende hängen Sie in den Eimer. Dazwischen befindet sich ein kleiner Ball. Darauf drücken Sie nun und schon beginnt Ihre eigene Darmspülung.

Es stellt sich sofort ein Erfolg ein. Sie fühlen sich einfach wohl und irgendwie sauber. Oft verschwinden sofort

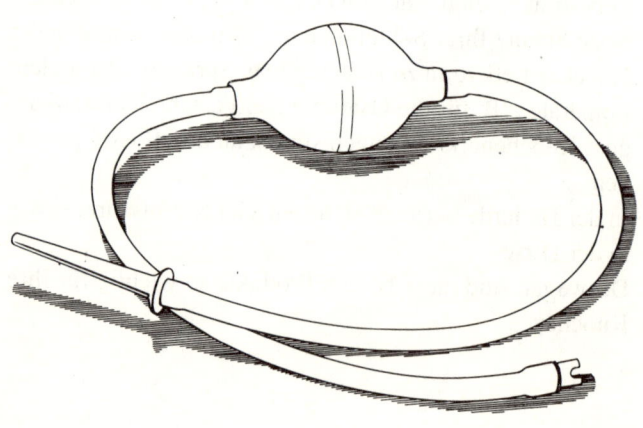

Kopfschmerzen, oder auch einer beginnenden Grippe können Sie den Garaus machen.

Die Klysopumpe ist besser als jedes Abführmittel und hat natürlich keine Nebenwirkungen. Sie können diese Darmspülung täglich anwenden, wenn Sie das Gefühl haben, es tut Ihnen gut.

Ihr Darm wird sich nicht daran gewöhnen. Im Gegenteil, auf Dauer wird er dann wieder so funktionieren, wie er sollte.

Wenn Sie möchten, können Sie auch im Stehen am Handwaschbecken diese Darmreinigung ausführen, oder im Bett liegend.

Wenn Sie einmal damit angefangen haben, möchten Sie das Gerät nicht mehr missen.

Weil es solch einen Erfolg vorweisen kann und es keine Nebenwirkungen gibt, wird darauf in der Schulmedizin nicht hingewiesen.

Das ANO-Röhrchen

Wir haben schon wiederholt in unserem Buch das ANO-Röhrchen erwähnt. Da es eine so wichtige Sache ist, geben wir hier jetzt weitere wichtige Informationen. Wir haben zum größten Teil diese Informationen auch dem beiliegenden Packzettel entnommen, sowie unsere eigenen Erfahrungen mit einfließen lassen. Viele Menschen sind glücklich und sagen es uns immer wieder, wie sehr ihnen das ANO-Röhrchen geholfen hat. Besonders kranke Menschen können es oft nicht fassen, daß so ein kleines Gerät eine so große Wirkung haben kann.

Doch lesen Sie selbst – und was noch besser ist –, probieren Sie es aus.

Der Ano ist ein glasklares, aus einem Stück bestehendes, besonders geformtes Röhrchen aus unzerbrechlichem Kunststoff, physiologisch unbedenklich und ca. 5 g schwer.

Das Röhrchen ermöglicht das Abfließen von Blähungen des gesamten Darmtraktes, welches bei längerer Verwendung fein dosiert geschieht und nahezu geruchlos ist. Warum das Abfließen von Blähungen so wichtig ist, erklärt der folgende Zusammenhang.

Blähungen entstehen in erster Linie durch zu lange Verweildauer des Speisebreies im Darm. Dadurch entwickeln sich verstärkt Gär- und Fäulnisprozesse, welche zuviel Gase produzieren. Diese weiten den Darm bis zu 17 cm aus und lassen die Muskulatur erschlaffen. Weil die Darmmuskulatur so wichtig ist, wie wir sehen, will ich auf diese nun näher eingehen.

Die Darmmuskulatur hat verschiedene Funktionen. Sie hat die Aufgabe, den Speisebrei bzw. den Kot – bedingt durch bestimmte Auslösefunktionen – afterwegs zu bewegen; einerseits die wellenförmig fortschreitenden Bewegungen durch Zusammenziehen und Erschlaffung, genannt Peristaltik, und andererseits eine Mischbewegung, ähnlich der des Magens, um Verdauungssäfte innig mit dem Verdauungsbrei zu mischen. Gleichzeitig fungiert die Darmmuskulatur als Pumpwerk des sogenannten Leberkreislaufes, welches das Blut aus den Haargefäßen der Darmschleimhaut in die Leber pumpt. Für den mechanischen Abbau der Nahrung, verdauende und auch aufsaugende Wirkung, sowie für die Funktion der Drüsen ist die

Muskulatur zuständig. Daß auch eine schützende Eigenschaft vorgesehen ist, die mechanische und chemische Schädigung dieses hochkomplizierten Apparates zu verhindern sucht, ist selbstverständlich.

Die Natur hat die Steuerung dieser chemischen Fabrik sowie die dazugehörige Funktion aus gutem Grunde unserer bewußten Willkür entzogen und betreibt sie autonom, d. h. sie arbeitet noch, wenn sie von den übrigen Nervensystemen getrennt wird. Diese Sicherheitsmaßnahme erklärt, wie wichtig der gut funktionierende Verdauungsapparat für unseren Körper ist. Aus diesem Grund sollten wir diesen Vorgängen höchste Beachtung zumessen und uns entsprechend verhalten.

Bevor ich auf die Auswirkung von Blähungen eingehe, möchte ich mit einigen Worten kurz das Wesen der Verdauung erläutern. Beginnend mit unserem Kauwerkzeug wird die verabreichte Nahrung zerkleinert und durchgemischt. Die paarweise angeordneten Speicheldrüsen in der Mundhöhle sondern dazu den in seiner Konsistenz unterschiedlichen Speichel ab. Die Zusammensetzung des Speichels ist z. B. bei Kuchengenuß anders als bei essigsaurem Salat. Es tritt hierbei eine Verdauung oder Vorverzuckerung ein, diese ist sehr wichtig und wird von den meisten Menschen mißachtet. Nach dem Schlucken bewegt die Speiseröhrenmuskulatur den Nahrungsbrei weiter bis zum Ende der Speiseröhre. Hier wacht die Kardia, der Schließmuskel am Mageneingang, ob die Zusammensetzung des Breies für den Magen verträglich ist. Zu heiß, zu kalt, zu sauer, zu trocken usw. Erst dann gelangt die Nahrung in den Magen. Weitere Zerkleinerung und Zusätze bereiten die hier angelangte Nahrung auf. Flüssigkeiten passieren den Magen sehr schnell. Die Nahrung wird durch den Pförtner, den Schließmuskel am Magenausgang, stoßweise in den ca. 30 cm langen und 4 bis 6 cm weiten Zwölffingerdarm befördert, wo sie bis zu stecknadelkopfgroßen Teilen weiter zerkleinert wird. Gleichzeitig werden eigene Verdauungssäfte und die in der Leber produzierte Galle, ca. 1/4 Liter täglich, zugesetzt. Die Bauchspeicheldrüse, ca. 1/7 Liter pro Tag, und die Lieberkühnschen Drüsen, 20 bis 50 Millionen, geben ihre Säfte hinzu. Das Aufsaugen der Nahrung im Dünndarm geschieht durch die ca. 10 Millionen Zotten, haarfeine Organe von einer Länge von 0,5 bis 1 mm, die zwischen den Lieberkühnschen Drüsen liegen. Nachdem im Dünndarm die Hauptverdauung geleistet ist, dringt der Nahrungsbrei in den Dickdarm ein. Diese beiden Darmabschnitte sind durch eine Verschlußklappe verbunden, welche verhindert, daß der Darminhalt des Dickdarms rückwärts fließt. Neben der Aufarbeitung schwer verdaulicher Stoffe besteht die Hauptaufgabe des Dickdarmes in der Eindickung des dünnflüssigen Nahrungsbreies. Der Durchmesser des gesunden Dickdarmes beträgt 5 bis 8 cm und seine Länge ca. 1,5 m. Durch Blähungen und Kotanstauungen weitet sich sein Durchmesser bis zu 17 cm auf und lähmt die Darmarbeit.

Gärung und Fäulnis

Gärung tritt ein, wenn kohlehydratreiche Kost wie Zucker, Kartoffeln, Gemüse, Mehlspeisen usw. bei feuchter Wärme auf Gärungserreger treffen. Dadurch werden sofort Unmengen von blähenden Gasen erzeugt.

Fäulnis tritt ein bei der Zersetzung von Eiweißkörpern, als Eiweißfäulnis bekannt, erzeugt gleichfalls Gase wie Schwefelwasserstoff, Wasserstoff, Ammoniak, Sumpfgas usw.

Gärung und Fäulnis, beide Reaktionen können im gleichen Darmabschnitt in hohem Maße nicht ablaufen. Wobei aber der Gärprozeß wesentlich leichter und schneller auftritt. Die lähmende Wirkung der Fäulnis, die dauernde Überreizung durch die Säuren der Gärprozesse lösen anfänglich Katarrh, Gewöhnung, Übermüdung und Veränderung der Darmnerven und der Schleimhaut aus. Der ständige Überdruck der Gase läßt die Darmmuskulatur erschlaffen. In tragischer Weise wird die Ansammlung von Gasen durch den chronischen *Afterschließmuskelkrampf* noch verstärkt. Dieser Krampf ist *psychisch* bedingt und läßt die Gase nur erschwert austreten. Das Zusammenspiel all dieser Faktoren erzeugt im gesamten Darmbereich einen unnatürlichen Überdruck, welchen wir Blähungen nennen. Die Symptome müssen hier, glaube ich, nicht näher beschrieben werden.

Die primären Auswirkungen von Blähungen in erster Linie sowie auch andere Ursachen werden mit dem Überbegriff *Darmträgheit* bezeichnet. Dieser Zustand Darmträgheit wurde von Medizinern in letzter Zeit als eine der folgenschwersten Erkrankungen erkannt. Die Darmträgheit bewirkt eine zu langsame Fortbewegung des Verdauungsbreies im Darm. Wochenlange Verweildauer des Darminhaltes in Darmausbuchtungen ist absolut keine Seltenheit. Das ist der beste Nährboden für das Wachstum schädlicher Bakterien, steigert deren Giftigkeit, welche wiederum Gärprozesse beschleunigen, Gase und andere schädliche Nebenprodukte erzeugen. Auf diese Weise ist ein Teufelskreis geschlossen.

Der mechanische Druck der Blähungen wirkt beeinträchtigend auf sämtliche direkt angrenzende Organe wie z.B. Magen, Milz, Bauchspeicheldrüse, Leber, sowie auf die Blutgefäße im Abdomen (= Bauchgebiet). Das Zwerchfell wird hochgedrückt und schränkt in ganz erheblichem Maße die Herz- und Lungentätigkeit ein. Leicht erkennbare Folgen dieser Tatsache sind Atemnot und Beklemmungszustände, welche sich bis zu Angstpsychosen steigern. Hiermit sei nur angedeutet, daß in diesem Zusammenhang auch die Psyche des Menschen sehr negativ beeinflußt wird. Außerdem treten gleichzeitig Schäden auf, die für uns auf den ersten Blick nicht erkennbar sind, da diese Auswirkungen zum großen Teil dem natürlichen Alterungsprozeß zugeordnet werden, in Wirklichkeit jedoch für das Altern mitbestimmend wirken, d.h. das Altern beschleunigen.

Die Abwehrkräfte des Organismus sind mit dauernder Entgiftungsarbeit überlastet. Dies wird noch verständlicher, wenn man weiß, daß sich bei den meisten Menschen im Enddarm Kot befindet. Dieser Zustand ist krankhaft, da der Kot erst durch einen bestimmten Auslösemechanismus kurz vor dem Entleerungsdrang in den Enddarm geschoben werden soll. Bedingt durch die ständige Überdehnung des Darmes ist der Schließmuskel am Ende der Dickdarmschlinge ebenfalls geschwächt. Der Kot dringt nicht nur kurz vor dem Entleerungsvorgang in den Mastdarm ein, sondern sammelt sich hier langsam an und verweilt unnatürlich lange.

In diesem Bereich besteht der Kot bereits zu 60% und

mehr aus Bakterien. Zusätzlich ist die Blutversorgung des letzten Teiles des Mastdarmes nicht nur an den Pfortaderkreislauf (reinigender Leberkreislauf) angeschlossen, sondern ist auch direkt mit dem venösen Blutkreislauf verbunden. Die Folge davon ist, daß der gesamte Körper mit schadhaften bzw. giftigen Stoffen überschwemmt wird. Außerdem erfüllt die geschwächte Darmmuskulatur ihre Funktion als Pumpe für den Leberkreislauf nur noch schwach. Dies führt letztlich zu Blutstauungen in der Darmschleimhaut, in der Pfortader und in der Leber.

Es entstehen dazu noch Blutstauungen, wenn der Darm überdehnt wird, da die dünnwandigen Venen mehr zusammengepreßt werden als die stabileren Arterien. Der Zufluß des arteriellen Blutes ist stärker als der Abfluß des venösen Blutstromes. Die Folge ist venöser Blutstau!...

Katarrhalisch-entzündliche Leberschwellung ist eine Nebenerscheinung des Blutstaues im Pfortaderbereich, welche ihrerseits den Widerstand für das strömende Blut in der Leber vergrößert. Leicht verständlich ist nun, warum Leberkrankheiten sehr langwierig und schwer heilbar sind.

Oberstes Gebot für jede Heilung ist eine gute Blutzirkulation. Der Blutkreislauf versorgt den Organismus mit lebensnotwendigen Stoffen und transportiert Schadstoffe ab. Diese Aufgabe wird nur noch teilweise erfüllt, es sammeln sich körperfeindliche Stoffe und Gifte mit ständig schädigender Wirkung im ganzen Körper. Dem Organismus wird eine Entgiftungsarbeit auf Dauer abverlangt, die nicht bewältigt wird.

Gerade weil unsere Entgiftungsorgane durch den geschädigten Darm in Mitleidenschaft gezogen werden, folgt:

- Das Immunsystem wird geschwächt, da die Schutz- und Abwehrmechanismen die im Darm produzierten Gifte nicht mehr neutralisieren können. Die sogenannten „Kampftruppen", welche der Körper im Bedarfsfall gegen Infektionskrankheiten, Infektionsherde oder andere Krankheiten mobilisiert, können für diese Zwecke kaum noch bereitgestellt werden, da diese überlastet sind. Darunter fällt auch das körpereigene Heilsystem, welches parallel zu den Abwehrkräften arbeitet.
- Der Säurehaushalt bewegt sich im sauren Bereich.
- Der Alterungsprozeß wird beschleunigt.
- Die Zellerneuerung ist gehemmt und gestört.
- Die gesamte Aktivität des Organismus wird eingeschränkt.
- Die Psyche, welche ein Teil unseres Selbst ist, wirkt reflektorisch auf den Körper negativ.

Dies kann nur ein Überblick sein und erhebt keinen Anspruch auf Vollständigkeit. Ausdrücklich möchte ich jedoch betonen, daß es viele Krankheitsursachen und Krankheiten gibt, die nichts mit einer schlechten Funktion des Verdauungssystems zu tun haben. Ein gestörtes Verdauungssystem wird sämtliche Heilprozesse negativ beeinflussen und verlangsamen.

Der ANO von Junker ist kein Heilmittel und auch keine Prothese, er ist ein Mittel ohne negative Nebenwirkungen, das den Körper in den meisten Fällen anregt, seine naturgemäßen Funktionen bezüglich der Verdauung zu erfüllen. Er entgast den Darm und entlastet damit die Darmmuskulatur, die jede Hilfe schnell und dankbar annimmt. Auf Grund dessen, daß der ANO den inneren

Gasdruck reduziert, wird die Darmmuskulatur wieder aktiv!!!

Es ist hervorzuheben, daß im Extremfall im Darm bis zu 50 Liter Gase pro Tag erzeugt werden. Der Giftigkeit und schädigenden Wirkung auf die Darmschleimhaut wird in letzter Zeit immer mehr Bedeutung zugemessen. Nicht umsonst hat Herr Dr. med. Becker in seinem Büchlein „So heilt man jede Blähsucht" auf Seite 69, den ANO schon 1973 als ein kleines Wunder bezeichnet!

Ratschläge und Hinweise bei der Benützung des ANO-Röhrchens

– Beim gesunden Darm ist der ausgeschiedene Kot von Darmschleim eingehüllt, deshalb geruchlos; er schwimmt im Wasser und hinterläßt am After keine Spuren. Der gesunde Mensch benötigt kein Toilettenpapier. Bestes Beispiel ist die Tierwelt.

– Der Darmmuskel sollte wie jeder andere Muskel trainiert werden (Ballaststoffe).

– Bei erschwertem Entleerungsvorgang soll nur in kurzen Intervallen gepreßt werden, dadurch wird die Darmmuskulatur angeregt, nicht durch Dauerpressen.

– Wenn der ANO nicht getragen wird, sollen Blähungen nicht herausgepreßt werden. Der Afterschließmuskelkrampf löst sich mehr und mehr, da der Körper spürt, daß er durch den ANO unwirksam wird. Blähungen gehen dann auch ohne ANO leichter ab.

– Rein vegetarische Kost erzeugt durch verstärkte Gärprozesse Blähungen!

– Beobachten Sie die Veränderung Ihres Kotes, er wird

(weiter im Text auf S. 104)

Gebrauchsanleitung
zum Einführen des ANO-Röhrchens

A *Gaseintrittsöffnung. Diesen Teil einführen bis zum ovalen Knauf.*

B *2 Gasaustrittsöffnungen* im ovalen Knauf werden durch die Gesäßbacken verschlossen. Hierdurch gehen die Blähungen ab.

Der eingeführte ANO zeigt mit der Bauchseite zum Bauch und mit der Rückenseite zum Rücken des Menschen hin. Die ovale Verdickung mit der durchgehenden Bohrung muß außerhalb des Afters liegen. Durch Zusammenkneifen des Afterschließmuskels nimmt der ANO die richtige Stellung ein.

Zur Beachtung! In Ausnahmefällen kann es vorkommen, daß der ANO von Junker, gleichgültig aus welcher Ursache, in den Enddarm gerät. Aufgrund dessen ist es nicht erforderlich, den Arzt zu konsultieren, denn die nächste Darmentleerung beinhaltet den ANO. Mit einem Einlauf kann die nächste Entleerung vorgezogen werden, und damit ist das Röhrchen wieder in Ihren Händen.

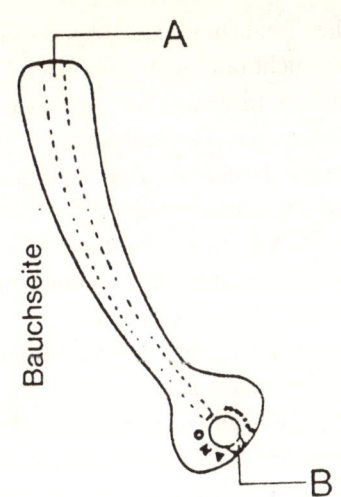

Bauchseite

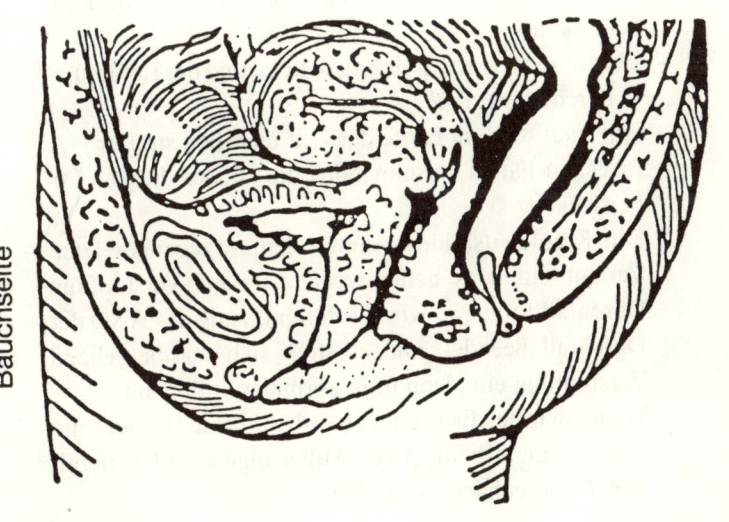

Bauchseite

103

durch die Benützung des ANO anfangs dunkler, schwimmt nicht und riecht sehr nach Fäulnis. Es geht veralteter Kot (Spätkot) ab. In zunehmendem Maße wird der Geruch fast neutral.

- Nach längerer Benützung des ANO gehen die Blähungen so gut wie geruchlos ab.
- Der Kot wird heller und schwimmt. Es sind in ihm noch Gase, welche ihn spezifisch leichter machen und zusätzlich als Gleitmittel dienen.
- Außen am ANO stellen Sie ein Sekret fest, das ist normaler Darmschleim.
- Sollte der ANO-Benützer Würmer haben, so darf die Handhabung des ANO nur mit gründlichster Reinigung der Hände einhergehen. Die Würmer gehen nach kurzer Zeit ab.
- Vor dem Einschlafen macht sich die zunehmende Darmtätigkeit durch Glucksen und Blubbern im Leib bemerkbar.
- Der Bauch beginnt weich zu werden und der Leibesumfang reduziert sich.
- Die Haut wird im Laufe der Zeit merklich straffer.
- In vielen Fällen verschwinden die altersbedingten Leberflecken.
- Die Krankheitsbilder nehmen den entgegengesetzten Verlauf ein. Das heißt: wenn z.B. auf Verstopfung Durchfall folgte, so wird nach Benützung des ANO der Durchfall beendet, und es stellt sich vorübergehend Verstopfung ein, dann folgt normaler Stuhlgang.
- Wenn sich der Erfolg nicht so bald einstellt, liegt die Ursache nicht beim ANO. Mißerfolge sind bei richtigem Gebrauch kaum möglich.

- Hämorrhoiden bilden sich zurück.
- Schon nach einigen Tagen kein Afterjucken mehr.
- Der ANO als Schönheitsmittel: positive Auswirkung auf Akne, auf die Haare, unangenehme Ausdünstung über die Haut und die Lungen reduziert sich auf ein Minimum.

Diese schwerwiegende Krankheit, welcher der sehr harmlose Name Darmträgheit anhaftet, ist sehr komplex, d. h. es sind sämtliche Organe und Systeme bis zu Haut und Haaren betroffen. In der Gebrauchsanweisung des ANO kann nur darauf hingewiesen werden. Mit dem ANO haben Sie ein Mittel, welches nicht so leicht zu handhaben ist wie Tabletten, dafür aber frei von allen Nebenwirkungen, lebenslang benutzbar ist und bereits zehntausendfach Hilfe brachte.

Die „Zehn Gebote"

Dies sind die 10 Gebote, die jeder befolgen muß, der gesünder und länger leben möchte!

1. *Sorge für eine freudige Stimmung beim Essen!*
   Vergiß für diese Zeit Deine Alltagssorgen. Iß nicht im Zorn!
2. *Nimm Dir Zeit beim Essen und genieße!*
3. *Trinke beim Essen so wenig wie möglich!*
   Versuche kohlensäurehaltige Getränke zu meiden!
4. *Bevorzuge Nahrung im natürlichen Zustand!*
5. *Kaue bewußt und ausgiebig!*
   25 bis 30 Kaubewegungen pro Bissen sind nicht zuviel.

6. *Sorge für geregelte Mahlzeiten!*
   3 × täglich in der Jugend, 2 × täglich im Alter, zusätzlich Mineralstoffe.
7. *Iß mäßig – und nur, wenn Du Appetit hast!*
8. *Vermeide die Speisenaufnahme mit kalten Füßen!*
9. *Sorge für ein ordentliches Kauwerkzeug!*
   Gold- und Silberzähne sowie Amalgamfüllungen in
   einem Gebiß sind unbedingt zu vermeiden. Mit dem
   Speichel als Elektrolyt befindet sich eine Batterie in
   der Mundhöhle. Die fließenden Ströme und anste-
   hende Spannungen stören den Informationsfluß in
   den Nervenbahnen und im Kopfbereich. Sie stören
   auch die natürliche Zellspannung des im Umfeld liegenden Gewebes. Amalgamfüllungen bestehen aus
   einer Quecksilberverbindung. Diese lösen sich im
   Laufe der Zeit auf. Es werden Quecksilberionen frei.
   Quecksilber ist ein hochgiftiges Schwermetall, welches in kleinen Dosen Langzeitschäden hervorruft!
   Bei sachgemäßer Einbringung sind neue Kunststoff-
   Füllungen zu bevorzugen.
10. *Die zarte Bauchmassage!*
    Massiere rhythmisch etwa alle 5 bis 10 Sekunden mit
    beiden Händen den Bauch vom Beckenrand, also
    auch von unten zum Nabel hin. Damit drücken Sie
    Ihre Venen und Lymphgefäße zusammen, und deren
    Inhalt fließt herzwärts. Beim Nachlassen des Druckes
    entfalten sich die Gefäße und saugen sich aus ihrem
    Wurzelgebiet wieder voll. Sie wirken damit Blutstau-
    ungen aller Organe im Bauch- und Beckenraum
    entgegen. Tun Sie das 5 bis 10 Minuten täglich, am
    besten vor der ersten Stuhlentleerung. Ihr Bauch wird

merklich weicher, die Druckempfindlichkeit schwindet sehr schnell, das Herz wird gekräftigt, der Körper warm, und die Haut und das Gesicht straffen sich. Die Wirkung hält bis zu 6 Stunden an. Sie müssen diese Massage nicht jedes Mal 5 bis 10 Minuten durchführen, aber tun Sie es dafür öfter. Es gibt genügend Möglichkeiten, dies zu tun. Sie regen damit den Darm an, der es Ihnen sofort dankt! Wenn Sie damit nicht klarkommen, sprechen Sie mit Ihrem Hausarzt. Trainieren Sie Ihre Bauchmuskulatur und treiben Sie Sport.

Was bewirkt richtiges Abnehmen?

Es erhöht die Chance, daß Ihnen besser geholfen wird, wenn Sie sich in einer Notsituation befinden. Sie werden sehen, merken und es erfahren, daß Struktur und Funktion zwei unterschiedliche Begriffe sind. In jeder Struktur steckt eine gewisse Funktion. In jeder Funktion steckt eine gewisse Struktur. Die einmalige Funktionsfähigkeit müssen Sie wieder in einer höhere Form bringen. Durch gewisse Funktionsertüchtigung werden Sie erfahren, daß gewisse Strukturen verändert werden, daß allmählich auch die Gesundheit wieder in Erscheinung treten wird.

Wenn Sie dabei auch noch abnehmen, entspricht dies einer natürlichen Schönheit. Durch Strukturänderungen, z. B. Operationslifting, Korsett, gewisse kosmetische Diäten, Schlankheitsdiäten, werden Sie zwar eine gewisse Schönheitsänderung an sich erfahren, aber zugleich findet eine Funktionsminderung bis Funktionszerstörung statt. Das heißt: Alleinige Strukturänderung ist nicht das Ziel der Kur; also klar ausgedrückt: Wir legen keinen Wert auf Schlankerwerden – wichtig ist nur, daß die Funktion Ihres Körpers stimmt und damit eine Ertüchtigung stattfindet.

Deshalb sind auch kosmetische Operationen nie von einem langen Erfolg gekrönt. Sie haben alle nur eine Teilbefriedigung vorzuweisen und sind immer mit einem sehr hohen Risiko verbunden. Sie werden nie einen Dauerzustand abgeben können. Es treten zum Teil sogar große Verstümmelungen auf, die man dann nicht mehr rückgängig machen kann. Nicht was Sie tragen ist wichtig, sondern die Schönheit von innen kreativ umstrukturieren durch die Funktionsveränderung einer Hirsekur. Damit erreichen Sie, daß Sie immer schön bleiben. Sie müssen nur richtig damit umzugehen wissen.

Niemand ist häßlich, nur machen sich viele häßlich!

Beispiel: Ein Querschnittgelähmter hat durch Bodybuilding wieder seine Lebensfreuden entdecken können. Er kann dadurch wieder mehr leisten. Sein Selbstbewußtsein wird dadurch gesteigert und dieses strahlt damit schon wieder eine ganz andere Schönheit von bleibendem Wert aus.

Macht der Gelähmte aber diese Ertüchtigung nicht, bleibt er, was er war, ein Krüppel, den man nur bedauern kann. Somit ist jeder tatsächlich seines Glückes Schmied.

Denken Sie an Helen Keller! Was hat sie nicht alles geschafft, nur weil sie es einfach wollte. Sie hat letztendlich Dinge erreicht, die für uns fast als unmöglich gelten, aber für sie gab es einfach nicht das Wort „unmöglich". Sie hat solange geübt, bis sie es einfach konnte! Falls Sie nicht wissen, wer Helen Keller war: Sie war blind und taub!

Nichts hören, nichts sehen können! Und doch hat sie einen Doktortitel erworben. Man hat es ihr ganz und gar nicht leichtgemacht! Im Gegenteil! Sie mußte sich alles erkämpfen. Zum Schluß sprach sie mehrere Sprachen, hielt Vorträge. Lesen Sie ihre Geschichte, und Sie werden dann einmal begreifen, wie gut es Ihnen noch geht!

Also noch einmal: Abnehmen hat deswegen nur einen Sinn, wenn Sie gleichzeitig damit etwas wirklich Wunderbares bezwecken wollen. Wir machen nicht die Hirsediät, um einfach ein paar Pfunde loszuwerden, sondern um *innerlich rein* zu werden, ja, uns möglicherweise selbst von einer Krankheit zu befreien, die unser Arzt nicht in den Griff bekam. Erst wenn wir diesen Grundgedanken in uns haben, begreifen wir endlich, warum das übliche Abnehmen nie von Erfolg gekrönt ist. Es hat nur immer eine kurzfristige Dauer vorzuweisen, dann befinden wir uns anschließend in einem noch erbärmlicheren Zustand.

Sie werden erstaunt sein, was ein „Hirseabnehmen" mit Ihnen macht. Sie werden ganz andere Denkstrukturen in sich finden und werden vielleicht richtig „sauer" sein, weil Sie bis jetzt einen völlig falschen Weg gegangen sind. Sie werden einfach „süchtig" werden. Daß dabei sogar noch ein paar Pfunde purzeln, soll uns nur erfreuen. Aber denken Sie nie mehr: Ich will schlank werden, deswegen mache ich die Hirsediät. Es wird dann alles nicht so klappen, wie Sie es sich in Ihren Träumen ausgemalt haben.

Wir haben immer wieder die Erfahrung machen dürfen, daß gerade diese Menschen oft nur wenige Pfunde abnahmen. Die aber das richtige Gedankengut einsetzten, die verloren dann in der Tat so viel Gewicht, daß sie letztendlich wirklich sich schön fanden. Warum das so ist, können wir noch nicht endgültig beschreiben. Nehmen wir es einfach mal so hin und dann dürfen wir nur noch darüber staunen.

Die individuelle, optimale und leistungsfähige Struktur hat ein bestimmtes Gewicht, das ständig veränderlich ist. Deshalb mogeln Sie nicht, sonst sorgt die Leistungsfähigkeit in höherer Form dafür, daß es nicht ermöglicht wird. Die Natur steht immer auf Ihrer Seite! Sie will nur immer Ihr Bestes! Sie können Mutter Natur niemals hintergehen. Sie ist nie heuchlerisch. Die Natur räumt also Ihnen zuerst den Dreck weg, deswegen haben wir ja auch so einen riesigen Erfolg zu verzeichnen. Wenn Sie also glauben, Sie hätten zu wenig abgenommen, also kann die Diät nicht gut sein, dann haben Sie dieses einfach übersehen. Ihr Körper macht immer nur das Richtige für Sie! Sie umgekehrt machen meistens das Falsche für Ihren Körper! Wenn Sie ihm also Gelegenheit geben, zu zeigen, was er alles kann, dann handelt er eigenständig, von Ihrem Wunsch unabhängig macht Ihr Körper, was für Sie ganz besonders wichtig ist.

Das ist das wahre Abnehmen!

Das ist Abnehmen von Störfaktoren, die wir uns in den langen Jahren unseres Lebens angegessen haben. Wir wollen Sie ganz und gar nicht ändern oder etwa zwingen, auf alles zu verzichten, was Sie schon immer gemacht haben. Viele Dinge haben Sie ja schon richtig gemacht. Wir wollen Sie nur bestärken, daß Sie diese Dinge weiter tun sollen, und zwar aus folgenden Gründen:

Jeder Mensch ist nicht nur individuell, sondern auch universell. Das bedeutet: Wir sind daran gewöhnt, z. B. Bäume, Blumen zu bewundern, sind aber, weil wir im Überfluß leben, einfach zu faul, nur ein kleines Samenkorn in die Erde zu stecken. Bäume, und wenn sie noch so groß sind, stammen alle aus einem winzigen Samenkorn. Das heißt also übersetzt: *fange doch endlich an*!

Die Natur kennt nur Überfluß. Sie schenkt Ihnen nicht nur drei oder 200 Blätter, sondern sie schenkt und schenkt, nur wenn wir die Natur daran hindern, uns zu beschenken, wird sie krank.

So ist das auch mit Ihrem Körper.

Wenn Sie aufhören, ihn zu beschenken, Sie kennen nur immer Ihre Rechte, aber nie Ihre Pflichten. Sie haben auch Pflichten gegenüber Ihrem Körper. Wenn Sie das beachten, dann können Sie mit so einer kleinen Geste alles in Ihnen erreichen.

So einfach ist das im Leben!

Der erste Schritt dazu ist:

„Beginne!"

Noch heute, nicht morgen, nicht nächste Woche.

Heute!

Morgen ist einfach total unwichtig!

Wissen Sie überhaupt, ob Sie morgen noch am Leben sind?

Heute, für das Heute werden Sie mal Rechenschaft ablegen müssen. Ein Morgen gibt es in dem Sinne gar nicht. Wenn Sie aufwachen, ist es immer ein neues *Heute*!

Die nächste Sekunde, die vorbei ist, ist schon Vergangenheit, die nächste Sekunde, die beginnt, ist Ihre Zukunft! Die leben! Die anpacken! Sie sterben jede Sekunde viele

Tausend kleine Tode. Sie erleben jede Sekunde viele Millionen kleine Geburten in sich.

Darum zählt immer nur der Augenblick, das Jetzt! Nicht gleich! Nachher! Demnächst!

Gott wartet nicht! Gott ist jetzt da!

Ihr Spiel ist nur Freiheit, Pflicht und Recht!

Die Reihenfolge ist Pflicht, Recht und Freiheit, nicht umgekehrt!

Es wird bei uns nur falsch gelehrt, und weil es so gelehrt wird, werden Sie sich auch niemals wirklich finden. Denn das sollen Sie nämlich gar nicht. Sie könnten ja aus Versehen die Wahrheit finden. Wenn Sie die Wahrheit gefunden haben, dann brauchen Sie nicht mehr Ihren Arzt und das ist nicht gut, denn Ärzte, Heiler etc. können nur verdienen, wenn sie Sie angeblich heilen. Aber nur Sie haben Macht über Ihren Körper und sonst keiner.

So einfach ist das!

Die drei Grundprinzipien gehören zusammen. Sie können sie nicht isolieren. Das geht einfach nicht. Sie bilden es sich vielleicht ein, aber es geht nicht. Selbst wenn Sie meinen, es geht auch anders, werden Sie irgendwann begreifen, daß Sie sich gründlich geirrt haben. Harmonie, Pflicht, Recht und Freiheit werden Sie dann zu einer Form produzieren. Wenn Sie meinen, Sie hätten nur Freiheit. Nur lauter Freiheit! Im Urlaub haben Sie Freiheit, zu tun, was Ihnen beliebt. Nach einer gewissen Zeit sehnen Sie sich wieder nach Ihrer Pflicht, die Arbeit! Ist Urlaub jetzt besser für immer? Werden Sie dann nicht bald Ihrer Freiheit überdrüssig werden? Aus diesem Überdruß heraus kommen wieder neue Krankheiten in Ihnen hoch.

Freiheit kann also auch wieder eine Art Knechtschaft bilden.

Verstehen Sie jetzt, daß sie zusammengehören? Z. B. freie Meinungsäußerung können Sie nicht einhalten, weil Sie kurz über lang jemanden damit verletzen, wenn der anderer Meinung ist. Also schaffen Sie sich damit wiederum Feinde!

So haben Sie die Pflicht, andere Meinungen gelten zu lassen, sonst untergraben Sie Ihrem Gegenüber ja seine Freiheit.

Das positive Denken ist so eine irrige Meinung. Es ist völliger Quatsch, wenn man denkt, man kann nur immerzu positiv denken. Das ist das gleiche, wenn ich zu Ihnen sage: Atme nur ein und atme nicht aus.

Alle, die ich kenne und die geglaubt haben, daß, wenn sie ununterbrochen positiv denken, es ihnen dann gutgeht, haben zum Schluß entweder Krankheiten bekommen, oder sie wurden sogar im schlimmsten Falle depressiv. Ich habe es nur ganz kurze Zeit versucht. Wenn ich dann mal „negativ" dachte, wurde ich von den ewig positiv denkenden Menschen niedergeknüppelt. Das hat mir aber nichts ausgemacht. Ich habe nur gelernt, mit solchen Leuten nicht mehr darüber zu diskutieren. Am Ende begreifen auch diese Menschen langsam, oft erst über Krankheit, daß es immer eine Zweiheit gibt.

Auch im Denken!

Ein kleines Beispiel: Wenn Sie im Winter frieren und denken: Hätte ich jetzt ein schönes Feuer, dann fühlte ich mich warm und wohl. Wenn Sie nicht endlich aufstehen und Holz holen, werden Sie nie eine warme Bude haben, sondern zum Schluß mit Frostbeulen herumlaufen! Wenn

Sie glauben, Sie hätten nur Pflichten, dann ist das auch verkehrt. Wieviele Mütter haben wir, die in ihrer „Pflicht" ersticken und es nicht begreifen. Die einfach alles für die Familie aus „Pflicht" tun. Wenn man ihnen dann diese Pflicht nimmt – sprich: Die Kinder sind groß und gehen aus dem Haus –, werden diese Frauen oft sehr krank, weil sie jetzt in ihren Augen nichts mehr besitzen. Sie fühlen sich überflüssig. Sie haben ihr ganzes Leben auf ein kleines Wörtlein aufgebaut und so ihre Familie drangsaliert. Doch diese ließ sich nicht einsperren. Sie gingen, weil sie Freiheit über alles liebten. Die „aufopfernden Mütter" bekamen hingegen Depressionen, Darmprobleme, Migräne etc.

Und wenn Sie jetzt nur auf Ihr Recht pochen? Was ist dann? Ist das vielleicht gut?

Wieviel Geld tragen wir zu den Anwälten, weil wir unser Recht haben wollen. Die Anwälte sollen jetzt unser Recht erkämpfen. Die Parteien schreien nach Recht, die Verbände, Vereinigungen usw. Sie alle plärren uns vor, sie hätten darauf und darauf ein Recht. „Wir verschaffen euch euer Recht, ihr müßt uns nur wählen. Ihr habt Rechte, Rechte, Rechte!" Aber dann sieht die Wirklichkeit ziemlich dumm aus. Haben wir jetzt, wo wir unser Recht bekommen haben, eine bessere Lebensqualität erhalten?

Wir haben Recht auf ein gutes Krankenhaus, gute Ärzte, gute Apotheker etc.

Ich kann jetzt sehr großzügig auf all diese „Rechte" verzichten.

Wer für Sie das Recht erkämpfen will… Übrigens: Ärzte sprechen auch immer davon. „Wir kämpfen gegen den Krebs, Aids etc."

Wir einfachen Menschen opfern dafür unser ganzes Geld, unsere Freiheit und unser Leben, wenn es ganz schlimm werden sollte.

Was habe ich also, wenn ich immerzu auf mein Recht poche?

Zum Schluß nur noch ein Hemd ohne Taschen!

Wir haben nur ein Recht auf ein anständiges Begräbnis!

Ich denke: Nach mir die Sintflut!

Darum müssen diese drei Punkte in unserem Leben einen Ausgleich darstellen!

Kann ich statt Hirse etwas anderes nehmen?

Eine Hirsekur hat kaum bzw. kein Risiko zu befürchten, wenn die richtige Durchführung eingehalten wird.

Quantitativ haben wir ja schon beschrieben, was in der Hirse vorhanden ist.

Qualitativ haben wir durch unser modernes Leben und die Art, wie wir leben, unsere Geschmacksfähigkeit bis zur totalen Erschöpfung übersättigt.

Wir haben sozusagen unseren eigenen Geschmack verloren. Unsere heutige Eßkultur grenzt fast an Geschmacklosigkeit im wahrsten Sinne des Wortes. Diese Geschmacklosigkeit beeinflußt unser individuelles Leben bis hin zu einer geschmacklosen Lebensweise, bis zu geschmacklosen Gruppen.

Wir essen fast nur noch, was uns die Lebensmittelindustrie vorkocht, ohne daß wir das tatsächlich noch bemerken.

Wir sind die reinsten Lemminge geworden. Wir glauben den falschen Göttern in Weiß bis zur Besessenheit! Fanatismus kann man auch dazu sagen.

Durch die Hirsekur lernen wir erst einmal wieder, was Geschmack ist, was Aroma ist, was Einfachheit und Schönheit beim Essen darstellen kann. Wir werden wieder feinstofflich. Wir entdecken sozusagen unsere eigene, feine göttliche Fähigkeit. Wir werden sozusagen wiederbelebt! Plötzlich erkennen wir wieder, wieviel Freude in der Einfachheit des Essens liegt.

Über die Hirsekur werden wir unendlich dankbar, das heißt, wir erfahren mit der Hirsekur, daß wir mit weniger Lebensenergie mehr Lebensfreude ergattern können.

Das ist unendlich wichtig. Wir erleben unseren Geschmackssinn in seiner höchsten Form – der Reinheit! Wir können alles wieder beleben, was in uns zugeschüttet war. Wir werden der Natur unendlich dankbar. Wir nehmen sogar langfristig nur noch gute Stoffe zu uns und werden dadurch immer weniger gefährdet, unsere eigene Gesundheit wieder aufs Spiel zu setzen.

Bis jetzt haben wir alle Dinge in den Mund gestopft, ohne viel darüber nachzudenken, ob es gut für uns ist. Hauptsache es schmeckt uns! So niedrig waren unsere Ansprüche!

Es gibt Menschen, die eine Kartoffeldiät anfangen.

Damit können Sie auch schon eine ganze Menge erreichen. Aber dann bitte nicht länger als fünf Tage durchziehen, sonst treten Mangelerscheinungen auf. Und die wiederum führen wieder zu Krankheiten.

Eine Reisdiät bitte nicht länger als drei Tage durchziehen. Eine Reisdiät kann man gut einsetzen, wenn man starke

Nierenprobleme hat. Oft kann man damit sofort einen Nierenstau beheben.

Aber Grundvoraussetzung für eine 21-Tagediät ist, daß es basische Körner sind. Die Hirse gehört zu den basischen Körnern.

Ist viel Trinken wichtig?

Jeder Mensch soll oft am Tage trinken. Dadurch verbessern wir die Qualität unseres Durstzentrums. Unser Durstzentrum verrät uns immer öfters, wenn wir mehr bzw. weniger trinken sollen. Durch die verlorene Eßkultur stören bzw. zerstören wir auch unsere normale Trinkkultur. Unser Durstzentrum wurde durch unseren „modernen Verstand" vergewaltigt.

Vor lauter „Heldentum" nehmen wir sogar gesundheitsgefährdende Flüssigkeiten bewußt und oft auch unbewußt in Kauf.

Alkohol!

Dadurch ist der Begriff „Trinken" selbst mit dem Begriff „Flüssigkeitseinnahme" mißbraucht worden.

Nehmen Sie ab jetzt nur noch sauberes, lebendiges Wasser zu sich. Flüssigkeitseinnahme ist kein Trinken. Alle fünf bis zehn Minuten einen Schluck zu sich nehmen, das durchsaftet Ihr Gewebe, zerstört nicht die Nierentätigkeit und ist auch keine Belastung für Ihr Herz.

Mineralzusatz wie beim Schwarztee und Kaffee sind Drogen. Obstsäfte sind auch nicht gut. Nur Gemüsesäfte, frisch gemacht, sind sehr gut, weil hoch basisch. Es ist zu bedenken: Wenn man Schwarztee, Kaffee etc. zu sich nimmt, muß der Körper mehr Energie verbrauchen, um diese Gifte zu verarbeiten. Wir brauchen aber unsere Energie für ganz andere Dinge, wie z. B. gesund zu werden oder es zu bleiben, fit und fröhlich etc.

Durch unsere verdorbene Eß-/Trinkkultur haben wir unbeabsichtigt noch in größeren Mengen viele schwerverdauliche Stoffe zu uns genommen. Wir können in flüssiger Form viel mehr Negatives in unseren Körper reinschmuggeln, als wir das je in fester Form schaffen! Gutes mit Schlechtem ergibt doch nun wirklich keinen Sinn! Gutes Wasser mit saurem Apfelsaft oder Apfelsinensaft ist doch nun wirklich nicht sehr gut, weil dann das ganze Getränk sauer wird.

Getränke gehen viel schneller in unser Blut als feste Nahrung. Also können Sie sich blitzschnell mit sauren Säften total übersäuern! Prost Mahlzeit, kann man da nur noch sagen!

Der Alkohol zeigt es uns noch klarer und deutlicher:

Ein Gläschen Wodka! Wie lange brauchen Sie, um betrunken zu sein?

Das sind Sie in der Regel fast sofort!

So und nicht anders reagiert Ihr Körper, wenn Sie saure Säfte zu sich nehmen!

Und diese Säure, da sie ja sofort ins Blut geht, schießt sofort einen Befehl ins Gehirn. Ergo geht diese Säure *sofort* an Ihre Knochen und Gelenke. Also fein weiter Apfelsaft und Orangensaft zu sich nehmen, wenn man bald Knochenprobleme haben möchte!

Haben wir im Augenblick keinen Hunger, brauchen wir nur einen Aperitif zu uns zu nehmen. Darüber bekommen Sie garantiert Hunger, denn er stimuliert unser Hungerzentrum! Somit ermöglicht ein kleiner Aperitif, daß mehr gröbere Stoffe reingestopft werden als wir uns vorher erlaubt haben. Dieses geschieht alles ohne Rücksicht darauf, ob wir überhaupt alle Stoffe vertragen können. Die Grenze verwischt sich sehr schnell! Wir wissen nicht mehr, was für uns gut oder schlecht ist. Dadurch essen wir dann oft Dinge, die wir sonst wirklich meiden würden.

Unser Durstzentrum wird auch lahmgelegt, und das fast täglich. So nehmen wir also auch beim Trinken schädliche Stoffe zu uns, ohne uns etwas dabei zu denken! Coca-Cola z. B.!

Ich brauche keinen Wodka, aber ich trinke weiter, weil mein Durstbedürfnis die Reflexe des Durstzentrums ausgelöscht hat. Die anfänglichen Warnzeichen werden einfach nicht registriert, wie Kopfschmerzen, Erbrechen etc.

Z. B. können Sie keine fünf Äpfel so schnell essen, wie sie fünf ausgepreßte Äpfel trinken können.

Einige von der alten Generation unter uns leben ja immer noch nach dem Wahlspruch, „wer schwer arbeitet, muß auch in großen Mengen Produkte zu sich nehmen". Das sagt der Volksmund.

Wir müssen sozusagen unser Durstzentrum wiederbeleben. Bei Bettlägrigen kann man teelöffelweise anfangen, nicht mit dem Strohhalm, das strengt viel zu sehr an. Das

Saugen ist für Schwerstkranke Arbeit. Jeder Schluck, der schonend aufgenommen wird, ist viel wirkungsvoller, als wenn man sich mit Mühe eine halbe Tasse voll Flüssigkeit runtergewürgt hat.

Selbst wir angeblich Gesunden müssen wieder das richtige Trinken lernen. Schluckweise ist richtig. Trinken mit Genuß. Warmes Wasser ist sehr gesund. Jeder sollte also seine eigene Thermosflasche haben. Wenn Sie die richtige Trinkgewöhnung wieder eingeführt haben, werden oft viele Krankheiten, unter anderem auch Migräne, für immer verschwinden. Ganz wenige Therapeuten wissen, daß z. B. die Migräne auch etwas mit den Trinkgewohnheiten zu tun hat.

Wir sollen wieder bewußt lernen, daß nicht jede Flüssigkeit auch ein Getränk ist. Heißes, bzw. warmes Wasser ist die beste Medizin. Wenn Sie die Hirsekur beginnen, vergessen Sie also nicht, wenigstens 2 bis 3 Liter täglich zu trinken. Sie können entweder heißes oder warmes Wasser nehmen oder einen Tumortee von Frau Treben.

Mischung: 300 Gramm Ringelblume, 100 Gramm Schafgarbe, 100 Gramm Brennessel. Pro 1/4 Liter rechnet man einen Teelöffel von dieser Mischung. Das Wasser muß gekocht haben, dann die Teemengen einstreuen, 1 Minute ziehen lassen und dann schluckweise – wie wir es uns ja schon angewöhnt haben – trinken.

Elefanttherapie: Ja oder Nein?

Große Yogameister haben eine besondere Trinkkur zwecks Beseitigung von Krankheiten, als Vorbeugemaßnahme oder zur Festigung Ihrer Gesundheit erfunden. Es ist die Kotztherapie oder wie die Yogameister sie nennen, Elefanttherapie.

Sie müssen dazu morgens nüchtern eine gewisse Menge warmes Wasser zu sich nehmen. Dieses müssen Sie im Sitzen tun. Noch viel besser ist es, wenn man sich in die Hocke setzen kann, also auf einem kleinen Fußschemelchen. Und nun trinken Sie so lange schluckweise das warme Wasser, bis Sie brechen müssen. Dazu aufstehen und in gebeugter Haltung erbrechen.

Für kranke Menschen wäre es sinnvoll, dieses anfangs unter ärztlicher Anleitung vorzunehmen. Wir in unserer Praxis machen dies schon seit Jahren mit großem Erfolg.

Es gibt auch eine Tigertherapie. Der Unterschied zu dieser Therapie besteht darin, daß man drei Stunden nach der letzten Mahlzeit mit dem Trinken beginnt. Die letzte Mahlzeit muß eine leichte Mahlzeit sein, z. B. Milchreispudding.

Diese Maßnahmen werden vierzig Tage durchgeführt. Natürlich jeden Morgen. Diese Prozedur muß in ca. 1/2 Stunde! durchgeführt sein, ob ein Erfolg eingetreten ist oder nicht. Bitte keinen Zwangserfolg herbeiführen. Wenn man es nicht gleich kann, nicht sofort verzweifeln. Der „europäische" Körper muß sich erst daran gewöhnen. Wer Schwierigkeiten mit dem Gewicht hat, wird feststellen, daß er dann viel schneller die „Pfunde" loswird. Das kommt daher, weil dann die Energie wieder viel besser fließt.

Sie müssen aber auch damit rechnen, daß Sie die nächsten Stunden sehr viel Urin lassen müssen. Das hat mit einer Reizblase nichts zu tun. Sollte kein Brechcrfolg zu verzeichnen sein, dann haben diese Menschen oft einen sehr schnellen Stuhlgangerfolg. Dieses passiert einem oft, wenn man im Stehen trinkt, deshalb ist es wichtig, während des Trinkens hockend sitzen.

Nach der Therapie bitte nicht baden – duschen ist natürlich erlaubt und sogar sehr empfehlenswert. Erst nach zwei Stunden darf man auch wieder baden, falls man es unbedingt möche, und dann aber die Badedauer kurz halten.

Wenn Sie zu dem warmen Wasser Kanne Brottrunk geben, haben Sie einen noch besseren Erfolg zu verzeichnen. Ca. drei bis fünf Eßlöffel Brottrunk können Sie dem Wasser zusetzen.

Wir haben bei bettlägrigen Menschen – indem wir teelöffelweise zu trinken gegeben haben – gute Erfolge erzielt. Haben Sie also keine Angst, wenn Ihr Kranker zu brechen anfängt. Anschließend werden Sie merken, wie Ihr Kranker neue Kräfte bekommt.

Sie können es sofort am Gesicht ablesen: Die Farbe verbessert sich und die Menschen fühlen sich einfach wohl dabei.

Der Naturarzt 3 Monate kostenlos probelesen

(Diese Karte am besten gleich ausfüllen und noch heute absenden)

Was tun Menschen, die weder Zeit noch Geld für Krankheiten opfern und bis ins hohe Alter gesund, fit und voller Lebensfreude sein wollen? Sie lesen die Zeitschrift *Der Naturarzt!* Wollen Sie das auch?

Ja, bitte senden Sie mir ab sofort die nächsten 3 Monatsausgaben der Zeitschrift *Der Naturarzt* kostenlos.

Wenn ich Ihnen innerhalb von 10 Tagen nach Lieferung des 3. Heftes keinen anderen Bescheid gebe, erhalte ich portofrei und pünktlich die Zeitschrift *Der Naturarzt* im Jahres-Abonnement, zum Vorzugspreis von 5,– DM pro Heft (statt 5,50 DM bei Einzelkauf), also 12 Hefte im Jahr für nur 60,– DM (Ausland 70,– DM), per Post. Das Porto trägt der Verlag.

Meine Adresse (bitte in Druckschrift):

Name	
Vorname	
Geburtstag	Beruf
Straße/Nr.	
Postleitzahl	Wohnort

Ich bezahle den Jahres-Bezugspreis für jeweils 12 Hefte wie angekreuzt:

☐ per Scheck (liegt bei)   ☐ gegen Rechnung
☐ bequem und bargeldlos durch Bankeinzug
(kann jederzeit widerrufen werden)

Konto-Nummer	Bankleitzahl
Name der Bank	

Datum

x
1. Unterschrift

Garantie: Das Abonnement gilt zunächst für ein Jahr; wenn es nicht 3 Monate vor Ablauf der Jahresbezugszeit gekündigt wird, läuft es automatisch weiter. Diese Bestellung kann ich innerhalb von 10 Tagen nach Absendung widerrufen beim: Access-Verlag, Feldbergstraße 2, 61462 Königstein. Rechtzeitige Absendung (Poststempel) des Widerrufes genügt.

	Datum
	x
	2. Unterschrift

6.

3 Monate kostenlos
Der Naturarzt probelesen!

Der Naturarzt zeigt Ihnen, wie Sie Ihre Gesundheit durch die Aktivierung Ihrer Selbstheilkräfte erhalten und zurückgewinnen können. Denn auch in ausweglos erscheinenden Fällen ist sehr oft Hilfe möglich.

Antwort

An

Der Naturarzt

im Access Verlag GmbH
Feldbergstraße 2

61462 Königstein
Falkenstein/Ts.

Was machen, wenn Schmerzen auftreten?

Wenn während der Hirsekur Schmerzen auftreten, wäre die Kotztherapie wirklich zu empfehlen. Wenn die Verschlimmerungen stärker werden, müssen Sie nicht die 40 Tage einhalten. Machen Sie es dann so lange, wie Sie persönlich es für richtig halten. Aber Sie werden auch merken: Als schnelle Maßnahme erzielen Sie damit schneller Erfolge als Sie es mit einer Medizin je erzielen können.

Schmerz bedeutet ja immer: Schrei des Körpers – er ist total übersäuert! Ihre Zellen schreien auf und wollen gereinigt werden.

Menschen, die unter Entzugssymptomen wie Tablettensucht, Alkoholismus, Nikotinentzug leiden, stellen erfahrungsgemäß fest, daß unter einer Kotztherapie die Symptome sehr schnell verschwinden. Das bedeutet auch: indirekten Medikamentenkonsum können Sie mit dieser Therapie auf viel schnellere Art und Weise reduzieren. Bis Sie darauf verzichten können.

Ganz wichtig ist, daß niemals ein Erfolgszwang vorliegt! Keine Erwartungshaltung einnehmen!

Jede einzelne Maßnahme bringt eine gewisse Wirkung. Oft halten diese positiven Wirkungen wochenlang an. Vergleichen Sie sich nie mit anderen Menschen. Jeder muß durch sein eigenes Tor, um wieder gesund zu werden.

Jeder Mensch macht andere Erfahrungen.

Wir können also nicht sagen, daß bei der Hirsekur am 4., 6. oder 10. Tag die Symptome auftreten. Jeder Mensch ist eine Persönlichkeit. Jeder hat auch andere Schmerzen.

Diese halten in der Regel nur kurz an, um dann für immer zu verschwinden.

Hirsekurerfahrene wissen schon lange, daß alte Leiden in einer Art Erstverschlimmerung nochmal zutage treten. Viele begrüßen sogar diese Schmerzen, weil sie jetzt davon ausgehen können, daß sie dem Übel für immer die Wurzel ausreißen.

Also 21 Tage diese Kur durchziehen!

Sie brauchen wirklich keine Angst zu haben, daß die Schmerzen bleiben. Bis jetzt ist noch jeder sehr glücklich darüber geworden.

Wenn Sie das Ganze beschleunigen wollen, können Sie auf die schmerzenden Stellen noch Brottrunkumschläge machen.

Sie können auch die Lichtkapseleinnahme erhöhen. Sehr hilfreich bei Schmerzen ist Magnesium wegen der Krampfanfälle. Wenn ich Schmerzen habe, verkrampfe ich innerlich. Vitamin E ist eine Art Schmerzkiller. Vitamin C hat einen Schiebecharakter und schiebt also den „Dreck" und die Übersäuerung schneller aus Ihrem Körper. Auch die Golden Yacca helfen fleißig mit, daß Sie sich schneller entgiften. Nochmals: Schmerzen sind überhaupt kein Grund, die Hirsekur zu unterbrechen. Selbst wenn Sie sie unterbrechen, werden Sie früher oder später merken, daß Sie nur wirklichen Erfolg haben, wenn Sie die 21 Tage durchziehen! Also, warum nicht dabei bleiben?

Nicht auf den kleinen Schweinehund in sich hören! Das ist alles!

Wenn die Psyche verrückt spielt!

Für Leute mit labilem Charakter und schwachen Nerven ist es sinnvoll, wenn sie ein paar Wochen vorher mit den Lichtkapseln anfangen. Dann bleiben sie bei der „Stange". Wie gesagt, Ihr kleiner Schweinehund tritt hervor. Sie sehen sich plötzlich klar und deutlich! Das ist ein sehr starker Aspekt und viele wollen dann aufgeben, weil sie es oft nicht ertragen können, sich so zu sehen, wie sie wirklich sind. Sie können dann die Lichtkapseln sogar auf zwei Stück pro Tag steigern. Wir haben immer wieder erlebt, daß die Lichtkapseln „sanft" machen. Man formt sich unter den Lichtkapseln um und so hat man schon vorher eine Menge „negativer" Dinge abgelegt. Selbst die Angehörigen merken sehr stark, daß man einfach positiv anders geworden ist, und sie freuen sich sehr darüber.

Auch die Ruheübungen sollten dann sofort angefangen werden. Man sollte zu Anfang bei den Ruheübungen auch ruhig schreien und toben, falls einem danach ist. Das ist sehr gut. Einfach alles aus sich herauslassen! Auch die Atemübungen sofort beginnen. Sie lassen auch schon viel „Dreck" raus.

Die Einläufe mit der Klysopumpe haben sich bewährt. Oft sind es nämlich auch nur gestaute Darmgase, die die Psyche durcheinanderbringen.

Mit dem ANO haben wir auch immer wieder gute Erfolge verzeichnen können. Viele werden schlagartig nicht mehr depressiv. Zu Anfang verursacht die Hirse starke Blähungen und wiederum kann dies die Psyche ganz stark beeinträchtigen. Auch die Restspeisen von Produkten, die lange im Darm gelegen haben – besonders in den Darmtaschen verbleiben sie recht gern – melden sich, deswegen sind ja auch die Golden Yacca plus so wichtig.

Wie gesagt, auch diese Gärgase beeinträchtigen das psychische Wohl. Immer wieder haben wir sensationelle Erfolge da erzielt, wo schon so mancher resigniert hat.

Und immer wieder möchten wir auf das warme Wassertrinken aufmerksam machen. Es beruhigt die Nerven. Warme Duschen und Bäder beruhigen Sie auch ganz stark. Leicht joggen, dann „müssen" sich die Darmgase entfernen.

Also, nicht in der Ecke herumliegen und jammern und sich selbst „bestreicheln", man kann nämlich nicht putzen, laufen, rennen und zugleich depressiv sein. Das geht einfach nicht. Darum ist diese Therapie auch unbedingt bei depressiven Menschen einzusetzen. Die Angehörigen werden nur noch staunen, was dann mit Ihnen geschieht.

Kann ich während der Hirsekur arbeiten?

Ja!

Es ist sogar erwünscht!

Sich zu drücken gibt es nicht!

Es besteht keine Notwendigkeit, Hirsefasten als Grund zu benutzen, um jetzt nicht zu arbeiten.

Sicher, Sie fühlen sich mal super und auch mal faul. Seien Sie also nicht zu fleißig und auch nicht zu faul. Beides ist ganz und gar nicht gut. Zu fleißig, würde also sozusagen sich „überdrehen" heißen, daß Sie dann mehr Abfallprodukte produzieren, mehr Energie verbrauchen. Beides bildet dann viel Säure. Wir wollen auf gar keinen Fall, daß Sie eine Übersäuerung bekommen, weil die ja wieder körperliche Schmerzen verursacht. Wir wollen, daß Sie mit Ihrer Energie haushalten, also sparsam umgehen.

Wenn Sie umgekehrt zu faul sind, kann es sehr schnell passieren, daß Sie dann unter Verstopfung zu leiden haben. Der Darm bekommt nicht genug Bewegung. Und somit produziert er dann auch wieder mehr Schadstoffe und Gase. In unserem Körper und in den Muskeln entstehen dadurch Verspannungen, und der Pumpeffekt – also die Bewegungsabläufe – werden gehindert, ihre Arbeit zu tun. Die liegt ja darin, daß sie die Abfallprodukte abtransportieren müssen.

Wir wissen schon lange, daß z. B. durch Laufen die Venen besser durchblutet werden. Die Staus gehen schnell vorüber.

Faule Leute bekommen eher eine Thrombose.

Was nicht flott ist – weil zu faul –, damit haben wir dann am Ende immer große Schwierigkeiten. Diese dann wieder in Bewegung zu bringen, ist oft gar nicht so einfach. Dann sind wir enttäuscht und fluchen auf die Hirsekur. Natürlich trägt sie die Schuld. Dabei haben Sie sich völlig falsch verhalten.

Immer ist es Ihre Bequemlichkeit, die eine Hauptrolle in Ihrem Leben gespielt hat, wenn Sie krank sind.

Wie sagten wir zu Anfang: „Begraben Sie Ihren inneren Schweinehund!" Schweinefleisch ist eh nicht gesund!

Mehr Zeit für sich nehmen!

Die wichtigste Zeit im Leben ist immer *Jetzt*!
Die Vergangenheit ist längst vorbei.
Die Zukunft ist noch nicht da!
Selbst wenn Sie temperamentvoll sind, brauchen Sie genügend Energie, die Sie tanken müssen, damit Sie jede Handlung, die Sie durchführen wollen, mit voller Aufmerksamkeit durchführen – wohlverstanden.
Aber vergessen Sie auch nicht: Jeder Mensch benötigt eine unterschiedliche Zeit, Energie zu tanken.
Alleinsein bedeutet noch lange nicht, einsam sein!
Je mehr Zeit wir für uns nehmen können, desto mehr schonen wir dann unseren Körper und unseren Geist, auch unsere Seele!
Damit diese drei Teilaspekte vom Menschen erkannt werden, brauchen wir eine gewisse Übung.
Der Begriff Ewigkeit ist nicht nur ein Traum oder eine Phantasie von den Religionen. Nein, es ist für jeden eine tägliche Erfahrung.
Alles ist einfach anders!
Sogar viele Philosophen haben uns gesagt: Die Langsamsten sind die Schnellsten!
Viele von uns sind sogar so eitel und glauben, sie sind klug, wenn sie ohne Rücksicht auf sich selbst zu gewissen „Ergebnissen" in ihrem Leben kommen. Wir nennen das Hamstersyndrom.
Eines Tages wird jeder Mensch erkennen, daß er mehr wert ist als er jetzt denken kann! Letzten Endes wird dann jeder merken, daß jede Handlung durch Ruhe getragen ist. Durch Ruhe wird alles einfacher, was vorher als kompliziert galt.

Hindernisse wie zwanghaftes Denken, Erfolg haben zu müssen, werden auf Dauer immer weniger in den Vordergrund gestellt.

Wir erkennen uns in der Ruhe selbst, stärken so unser Rückgrat und spüren ganz tief im Herzen einen Humor.

In der Hast werden wir niemals zu uns finden. Wir laufen dann ständig vor uns selber davon. Wir machen uns wichtig und sind es doch gar nicht.

Wir haben immer wieder erleben dürfen, daß Menschen, die viel arbeiten, letztendlich doch immer Zeit für die wesentlichen Dinge haben. Doch Menschen, die ständig sagen: „Ich habe keine Zeit!" haben so viel Zeit, daß sie sich schon fast für wertlos halten, weil sie so viel Zeit haben. Ergo darf es niemand merken, daß man Zeit hat. Zeithaben bedeutet in ihren Augen, nichts wert zu sein. Da sie also unentwegt vortäuschen, immer beschäftigt zu sein, wird man ihnen auch keine Aufgabe mehr antragen. Und so befinden sie sich in einem ewigen Teufelskreis, aus dem sie nur selber herauskommen, wenn sie anfangen, sich so zu sehen, wie sie tatsächlich sind.

Wenn die Menschen das endlich begreifen, bekommen sie dann viel mehr Freude im Leben. Somit kommen sie ihrem Ziel ein ganzes Stück näher.

Hindernisse bzw. zwanghaft Erfolg haben müssen – all die Dinge werden immer weniger in den Vordergrund gestellt.

Weniger Fernsehen, weniger Radio – dafür mehr gute Literatur

Es hört sich so harmlos an und doch ist es sehr wichtig, daß Sie endlich mal wieder zu sich selber finden. Gerade die Hirsekur könnte für Sie auch der große Wachrüttler werden. Alle Schlacken werden verbrannt. Sie fühlen sich fast wie neugeboren. Sie sehen sich jetzt so, wie Sie wirklich sind. Einkehr, sich selbst finden kann man aber nur, wenn man nicht ständig „berieselt" wird.

Vor Jahren habe ich das schon bei mir entdeckt. Das Erste, was ich sein ließ war, morgens die Zeitung zu lesen. Ich habe mich dann über so viele Dinge geärgert, daß mein Kopf schon voll davon war. Warum alles so sinnlos geworden ist, merken Sie persönlich sogleich, wenn Sie aus dem Urlaub kommen und alte Zeitungen vorfinden. Die ach so „wichtigen" Dinge haben sich schon innerhalb von 24 Stunden überholt. Sie können schmunzelnd nachlesen, was so groß aufgebauscht wurde und dann am nächsten Tag schon vollkommen unwichtig geworden ist.

So ist das auch mit dem Fernsehen! Wenn ich unterwegs bin zu Vorträgen, Seminaren usw., dann stelle ich nie das Fernsehgerät an. In jedem guten Hotelzimmer steht jetzt auch ein Kasten. Ich lebe „fernsehfrei". Es ist herrlich. Auch das Radio schalte ich unterwegs nicht mehr an. Wenn es mir langweilig wird – wenn ich z.B. lange Strecken allein im Auto fahren muß –, dann lege ich eine gute Kassette ein.

Wenn Sie das mal beherzigen, dann stellen Sie fest, daß Sie in so einer zeitungs-/fernseh-/radiolosen Zeit auch

Müll aus Ihrem Körper beseitigen können. Sie werden wieder frei für die wesentlichen Dinge im Leben. Sie sind nicht mehr Sklave, Sie können wieder Ihre eigene Meinung bilden, denn Sie hatten ja Zeit, über die wirklichen Dinge, die Sie beschäftigen, nachzudenken, ohne immer abgelenkt zu werden. Wieviel gute Bücher wollen gelesen werden. Vertrauen Sie mir! Sie finden darüber oft neue Lebensinhalte.

Viele wissen gar nicht wie wichtig es ist, daß man mal den Geist „entrümpeln" muß. Wenn ein Computer voll ist, muß er abgespeichert werden. So ist das auch bei Ihrem Wissen. Alles Unwichtige forttun. Dann haben Sie wieder den Kopf frei für andere Dinge. Es muß gemacht werden, sonst leben Sie eines Tages nur noch dumpf vor sich hin und können schon gar nicht mehr klar denken.

An der Werbung im Fernsehen sehen Sie ja für wie primitiv „die da Oben" das Volk halten. Solange wir es aber uns gefallen lassen, müssen wir uns nicht wundern, wenn man uns das Fell über die Ohren zieht.

Aufgeklärte Menschen leben wirklich länger und – lustiger!

Keine Energie vergeuden!

Bitte keine Energie vergeuden, die Sie gerade wieder durch die Hirsekur bekommen haben. Jede Reinigung bedeutet nämlich Energiezufuhr. Deswegen können wir auch bei der Schulmedizin letztendlich keine Hilfe bekommen, weil sie nie an Reinigung denkt! Das ist aber das oberste Gesetz, sonst kann ich keine Krankheit behandeln.

Wir müssen auch mal unsere Zellen in Ruhe lassen. Deswegen ist es ja auch so wichtig, daß wir sie mit den Lichtkapseln unterstützen, damit sie wieder richtig arbeiten können.

Wenn wir einen Porsche kaufen, fahren wir ihn ja auch nicht am gleichen Tag zu Schrott. Wir gehen vorsichtig mit ihm um. Wir müssen einfach wieder lernen, schonend mit uns umzugehen. Dadurch lernen wir auch wieder, daß göttliche Kräfte in uns vorhanden sind. Sie waren und sind immer da, nur wir haben sie zugeschüttet und somit vergessen.

Auf einmal merken Sie auch, daß Sie kreativ werden. Plötzlich lernen Sie, liebevoll mit sich umzugehen. Und wenn Sie das tun, dann können Sie auch wieder liebevoll mit Ihren Mitmenschen umgehen.

Lassen Sie einfach alles geschehen!

Vergeude ich aber sogleich meine neugewonnenen Kräfte wieder, dann bin ich bald wieder leer.

Sie versäumen gar nichts! In der Ruhe liegt die Kraft!

Nicht vergleichen!

Vergleichen Sie die Hirsekur nicht mit anderen Methoden. Das geht einfach nicht. Sie sind eine Persönlichkeit. Sie reagieren individuell auf die Hirsekur. Sie machen es richtig! Keiner kann Ihnen Vorschriften machen. Wir geben nur den Hinweis, was Sie tun können. Wie Sie es aber

dann in die Tat umsetzen, das ist Ihr persönliches „Spiel".
Sie finden für sich das richtige heraus.

Wann Sie anfangen, wieviel Sie essen, wieviel Sie trinken
… All das müssen Sie für sich herausfinden.

Vergessen Sie jetzt nie mehr – Sie sind einmalig! Sie gibt
es kein zweites Mal auf dieser Welt!

Bitten Sie Ihr höheres Selbst, und Sie werden alles erfahren und alles erreichen! Wenn Sie nur wollen! Das ist es!

Nichts kann Sie aufhalten, nur Sie selber können es, wenn
Sie keine Lust, keinen Mut haben oder wenn Sie einfach
faul sind.

Ich weiß nicht, ob…

Viele denken jetzt: Ich bin noch nicht fest entschlossen,
wirklich auch 21 Tage durchzuziehen. Das ist ja nun wirklich eine sehr lange Zeit. Aber irgendwie reizt es mich
schon, anzufangen. Kann ich das überhaupt?

Grundsätzliches vorab: Wenn Sie wirklich krank sind,
Schmerzen haben, dann denken Sie so nicht mehr. Dann
können Sie so schon gar nicht mehr denken! Dann ist die
Hirsekur vielleicht der letzte Strohhalm, an den Sie sich
klammern.

Aber es gibt ja auch viele Menschen, die noch nicht den
„Sensenmann" im Rücken spüren, noch keine großen
Schmerzen haben, die noch glauben, sie wären gesund,
dabei sind sie es schon lange nicht mehr. Also für die
Zauderer können wir folgendes empfehlen:

Fangen Sie doch mit der Gemüsebrühe an. Trinken Sie

davon mal täglich 2 Liter. Selbstgemachte Gemüsebrühe wohlverstanden! Sie werden schon was spüren und verblüfft sein. Vielleicht essen Sie dann mal einen ganzen Tag lang nur Kartoffeln mit Kräuterbutter, dazu die Gemüsebrühe. Das ist doch wirklich einfach. Prüfen Sie sich dabei und denken dann: Nun, dann kann ich ja mal mit einem Hirsetag beginnen. Und vielleicht noch einen, und noch einen.

Dr. Bambang glaubte immer, es müssen nicht genau 21 Tage sein. Wenn ich an die vielen Stunden der Debatten denke, wird mir jetzt noch ganz schwindelig. Kein Treffen mit ihm, wo mir nicht akkurat und medizinisch-wissenschaftlich bewiesen werden sollte, daß 21 Tage Quatsch seien. Ich hörte nur schweigend zu und hing zum Schluß mit meinen Gedanken ganz woanders. Er redete und redete und redete in einem fort.

Irgendwie begriff dann auch ein Dr. Bambang: „Reden nützt nichts, ich muß doch mal anfangen. Ich muß der Friebel ‚Beweise‘ bringen." Also versuchte er einen Tag, dann mal zwei Tage, dann mal drei Tage und das höchste der Gefühle waren vier Tage. Danach saß er wieder vor mir, strahlte mich an und wollte so etwas wie ein „Fleißkärtchen" von mir.

Er bekam eins, indem ich ihm sagte: „Gib es doch zu, du traust dich nicht. Du wirst es nie tun, nie schaffen und nie durchziehen. Reden kannst du gewaltig. Bleibe bei deiner Tour von ein paar Tagen. Ich habe nur keine Lust mehr, mit einem Feigling über eine Hirsekur zu reden."

„Ich und Feigling! Niemals!"

Natürlich war der Abend jetzt wieder für mich gelaufen! Es mußte mir doch gründlich klargemacht werden, daß man kein Feigling sei! Männer können sich ja so leicht in Themen festbeißen. Ich bin Tierkreiszeichen „Fisch" und habe sozusagen unendliche Geduld mit in die Wiege gelegt bekommen!

Zwei Tage später fing Dr. Bambang an! Wütend, verbissen, um dann wenig später immer erstaunter zu reagieren! Er war fasziniert von der Hirsediät. War voll des Lobes! Mit einem Wort: Er war einfach baff, was so eine kleine Kur schaffte!

Jetzt träumt er davon, mal so lange eine Kur durchzuziehen, bis sein Körper sagt: Jetzt ist Schluß! Das können Sie ruhig auch versuchen. Vor Jahren lernte ich einen jungen Krebspatienten mit einem Gehirntumor kennen. Man hatte ihn aus dem Krankenhaus entlassen, da man für ihn „nichts mehr tun könne".

Er begann sofort mit der Hirsekur. Als die 21 Tage herum waren, rief er mich an, ob er nicht weitermachen könne. Er fühle sich einfach toll drauf. Natürlich durfte er. Ich glaube, es waren dann fast fünf Wochen. Dieser Patient wiederholt einmal im Jahr diese Hirsekur. Das ist ja auch der Sinn der Sache. Man sündigt doch zwischendurch immer mal wieder. Also muß ich mich auch wieder reinigen. Wenn ich das rechtzeitig mache, sammelt sich nicht so viel Schlacke an und ich bekomme in Zukunft nicht mehr so viele Krankheiten. Wichtig ist auch – wenn die Hirsekur vorbei ist –, daß Sie dann noch sehr lange, wenigstens einen Tag in der Woche als „Hirsetag" einhalten. Den können Sie dann selbst bestimmen.

Viele werden sogar Hirsefastensüchtig! Das ist ganz normal! Ihr Körper, einmal darauf gebracht, freut sich richtig darauf.

Ganz, ganz wichtig ist es auch, daß Sie nicht die 21 Tage sehen, sondern jeden einzelnen Tag als wertvoll für sich erleben. An jedem Tag machen Sie eine andere Erfahrung. Eine andere Patientin sagte zu mir: „Als ich das Gefühl hatte, mir hängt die Hirse zum Hals heraus, da habe ich nur zu mir gesagt: ‚Lieber Gott, ich danke dir, ich habe sogar Hirse zu essen. Viele Menschen auf der Welt verhungern. Da muß ich doch dankbar sein, daß ich noch Hirse habe.' Prompt ging es mir sofort wieder besser, und die Hirse war etwas Köstliches für mich."

Und so wird es gemacht!

Die Hirse wird 3 bis 7 mal gewaschen. Je mehr sie gewaschen wird, um so lockerer wird sie. Zwei Tassen Wasser zum Kochen bringen, dann eine Tasse Hirse in das kochende Wasser geben und leicht weiterköcheln lassen. Bis die Hirse gar ist. Dann essen. Alle fünf bis zehn Minuten einen Eßlöffel Hirse essen. Über den ganzen Tag verteilt. Ist der Topf leer, wieder neue Hirse kochen. Anfangs bis zu einem Pfund täglich zu sich nehmen. Sie dürfen nicht hungern. Je mehr Sie essen um so mehr Dreck ziehen Sie aus Ihrem Körper. Also nur Hirse in Wasser gekocht zu sich nehmen. Kein Salz, keine Kräuter, Butter, nichts!
Sie nehmen also 21 Tage nur Hirse und den schon beschriebenen Tee zu sich.

Herausbegleitung aus der Hirsekur!

Etwas Göttliches bleibt nach der Kur als Dauerzustand in uns. Wir haben jetzt also viel grobe Stoffe herausgezogen. Nach 21 Tagen müssen wir wieder anfangen, ein normales Leben zu führen. Lebenswichtig für Sie ist jetzt, genau das zu tun, was wir hier sagen: Sie können nicht einfach mit Hirse aufhören und essen, worauf Sie Appetit haben. Sie würden schreckliche Magenkrämpfe bekommen. Der Kreislauf würde verrückt spielen.

Ihr Körper befindet sich jetzt sozusagen in einem Säuglingszustand! Wenn ein Säugling nur Milch bekommen hat, muß man jetzt ganz vorsichtig damit beginnen, ihm andere Nahrung zuzuführen. So ist das auch mit Ihrem Körper.

Am 22. Tag kochen Sie also ein wenig Brokkoli in Wasser. Dann essen sie 10 Löffelchen Hirse, 1 Löffelchen Brokkoli, den ganzen Tag über.

2. Tag: 5 Teelöffelchen Hirse, 3 Teelöffelchen Brokkoli usw.

3. Tag: 2 Teelöffel Hirse, 4 Teelöffelchen Brokkoli, in Butter gedünstet mit ein wenig Kräutern vermengt.

4. Tag: Jetzt können Sie nur 1 Teelöffel Hirse, dann schon Kartoffeln in Butter oder auch nur Pellkartoffeln und z. B. Möhrchen oder Kohlrabi zu sich nehmen.

So fangen Sie dann ganz vorsichtig wieder an. Versuchen Sie, wenn es eben geht, alte „Sünden" nicht mehr zu begehen. Fangen Sie jetzt endlich an, nach dem Kochbuch „Wer ist Gesundheitskiller Nr. 1?" zu kochen. Wenn Sie sich das Kochbuch genau anschauen, stellen Sie zu Ihrer grenzenlosen Freude fest, daß Sie ja gar nicht so ein

„armes" Leben leben müssen. Im Gegenteil, wenn Sie einmal damit angefangen haben, sind Sie so begeistert, daß Sie jetzt aller Welt begreiflich machen möchten, wie herrlich man sich fühlt, wenn man diese Ernährung einhält.

Das Zwerchfell – überflüssig: Ja oder Nein?

Wissen Sie eigentlich, warum wir ein Zwerchfell haben? Ist es für uns lebenswichtig oder vielleicht so „überflüssig" wie unser Blinddarm? Sicher haben Sie auch schon mal das Wort „Zwerchfellhochstand" gehört? Hand aufs Herz, lieber Leser, wissen Sie, was das für Sie persönlich und für Ihre Gesundheit bedeutet? Ich habe es bis vor wenigen Tagen nicht gewußt. Man lernt ja nie aus. Also fragte ich einfach Dr. Bambang. Wenn mir also jemand genau sagen kann, wie wichtig ein Organ für uns ist, dann muß es doch wohl ein jogischer Arzt wissen, oder?
Ich fragte also: „Was ist das Zwerchfell?"
Erst wenn ich es ganz genau begreife, wozu und wieso und so weiter, dann kann ich es auch genau erklären.
Dr. Bambang erklärte mir also: „Das Zwerchfell ist eine Trennungswand zwischen den Bauchorganen und den Brustorganen. Es besteht aus Muskelmasse, Sehnen, Nerven. Das Zwerchfell arbeitet teilweise eigenständig. Es arbeitet sozusagen unabhängig. Deswegen haben wir auch hin und wieder einen Schluckauf. Ganz besonders während wir uns in einer Narkose befinden. Das ist also ein typisches Zeichen, daß das Zwerchfell eigenständig arbei-

ten kann. Damit ‚ärgert' das Zwerchfell die Chirurgen während der Operation, obwohl große Mengen muskellähmender Mittel gegeben wurden. Der Narkosearzt greift dann zu beruhigenden Mitteln, damit die Zwerchfellnerven sich still verhalten. Gelingt das nämlich nicht, stößt das Zwerchfell sozusagen während der Operation den Darm heraus. Dann kann also der Chirurg nicht richtig schneiden und klammern. Das Zwerchfell müssen Sie sich dann wie eine Art ‚Kolben' vorstellen. Es macht unkontrollierte Bewegungen während der Operation.

Haben Sie einen Schluckauf, bedeutet das: Die Zwerchfellnerven sind gereizt. Einen Schluckauf kann man bekommen durch bestimmte Medikamente, durch Alkohol, wenn Sie zu schnell Kaltes trinken. Leiden Sie unter einem Dauerschluckauf, arbeitet das Zwerchfell verkehrt herum. Es findet vorher eine Art Blockierung statt. Es handelt sich dann um eine Paradoxatmung. Wenn Sie also einatmen, kippt sozusagen das Zwerchfell nach unten. Beim Ausatmen geht es nach oben. Beim Schluckauf also geht es verkehrt herum. Es handelt sich um eine falsche Nervenreizung und diese gibt die falschen Impulse weiter. Somit arbeitet das Zwerchfell dann völlig eigenständig, Sie bekommen es dann nicht mehr unter Kontrolle.

Wenn die Nerven des Zwerchfells ‚verrückt' spielen, hängt es immer mit einer Nervenvergiftung zusammen. Nervengifte bedeutet: Sie haben sich falsch ernährt! Also wieder einmal ein Beweis dafür, wie wichtig es ist, daß Sie, lieber Leser, sich richtig und gesund ernähren und Ihren Körper immer wieder entgiften.

Begreifen Sie eins vor allen Dingen: man kann nämlich nicht ohne Zwerchfell leben.

Ihr Auto kann auch nicht ohne Kolben, Saug-/Druckbewegung bewegt werden. Es wäre „tot".

Wenn Sie also auf der Toilette sitzen, ist der Druckvorgang „lebenswichtig". Bei Dauerdurchfällen findet dieser Druckvorgang nicht mehr statt. Darum sollte man diesen sehr schnell beheben.

Wann spricht man also von einem Zwerchfellhochstand?

Wenn Sie üppige Mahlzeiten zu sich nehmen, wird kurzfristig bzw. langfristig die Lagerung im Bauchraum behindert. Der überfüllte Darm behindert das Zwerchfell in seiner Tätigkeit. Die „Kolbenarbeit" kann nicht mehr geleistet werden. Folge davon ist, daß die Menschen mehr auf Brustatmung umsteigen. Dieses sollte man aber nur im Notfall vornehmen. Notfall bedeutet, wenn Sie schnell gerannt sind, dann ist es erlaubt, Brustatmung zu machen.

Wenn Sie einen sexuellen Akt erleben, werden die Atmungsorgane unterschiedlich belastet, z. B. durch Anspannung, Entspannung, Vibration, Höhepunkt und dann Loslassen. Sie durchleben einen „Jetztaugenblick". Sie machen in diesen Minuten eine „Einheitserfahrung", Trennung von allen Dingen. Alles ist Ihnen in diesem Augenblick vollkommen unwichtig. Sie durchleben eine Art Besitzlosigkeit. Sie fühlen nur Ihren Körper und das Rasen Ihres Herzens. Sie durchleben deswegen die schönsten Minuten Ihres Lebens, weil Sie in diesen Minuten ein „Jetztmensch" sind. Sie sind für Augenblicke eins mit dem Kosmos. Alles läuft richtig ab in Ihrem Körper. Sie verschmelzen zu einem Du!

Wenn das Zwerchfell arbeiten darf, fühlt der Mensch sich

gesund. Leider gibt es sehr viele Menschen, die mit einem Zwerchfellhochstand leben, und die Schulmedizin begreift nicht, daß dies doch eigentlich nur eine „Notsituation" sein dürfte. Sie macht aus einer Not eine „Tugend", weil sie nicht weiß, wie sie diesen Zustand ändern kann. Krumme Wirbelsäule, vorstehender Bauch, mehr Bauchumfang als üblich, das alles hat mit einem Zwerchfellhochstand zu tun. Ist das Zwerchfell wieder in Ordnung, gehen auch diese „Folgen" zurück. So einfach ist das.

Aber die Ernährung ändern oder darin einen Übeltäter zu sehen, das geht einfach nicht. Das könnte ja dann jeder begreifen und nachvollziehen.

Ist das Zwerchfell lebendig – gleich geschmeidig

Ist das Zwerchfell tot   – gleich rigide

Krankheit bedeutet dazwischen, die Kolbentätigkeit wird immer flacher, besonders bei bettlägrigen Menschen.

Es ist dringend notwendig, den Hochstand zu beenden.

Richtige Atmung und richtiges Essen beseitigen auf Dauer dann auch die Darmschädigungen. Die Nerven beruhigen sich wieder.

Zwerchfellhochstand ist ein Teufelskreis. Das Herz wird in seiner Tätigkeit eingeschränkt. Die Muskeln des Herzens werden auf Dauer entkräftet. Bei Hochstand bekommen Sie automatisch auch Probleme mit Ihrer Lunge/Leber/Magen. Also einfach alles. Sie leiden unter Kreislaufproblemen, bekommen Blutungen und zuletzt auch noch Thrombose.

Lebenselixier ganz anderer Art

In letzter Zeit haben viele Patienten die Frage an mich gerichtet: „Herr Doktor, können Sie mir sagen, was mit der Eigenharntherapie ist? Hat es Sinn oder ist vielleicht alles Unsinn? Wir haben Bücher darüber gelesen, im Fernsehen und auch im Radio hören wir immer wieder von dieser Therapie."

Es gibt viele kontroverse Meinungen darüber. Zum Glück kann ich sagen, habe ich von einem Jogimeister die Wahrheit über die Urintherapie erfahren dürfen. Das Wissen um diese Behandlung ist schon viele tausend Jahre alt.

Ich habe also Techniken der eigenen Urinbehandlung erlernen dürfen und wende diese jetzt auch in meiner Praxis an. Ich selbst führe diese Behandlung auch an mir selber durch – mit sehr gutem Erfolg. Inzwischen habe ich auch mehrere meiner Patienten motivieren können, mitzumachen. Bis jetzt habe ich nur positive Rückmeldungen bekommen. Als Arzt kann ich die Änderungen sogar objektiv feststellen. Es sind sogar Schwerstkranke darunter.

Das eigentliche Problem bei einer Eigenharnbehandlung ist zuerst, die Menschen richtig aufzuklären, die Beziehung dieser Behandlung genau zu erklären. Man muß die Patienten so informieren, daß sie sich selber entscheiden dürfen, ob sie es tun oder seinlassen. Ganz wichtig ist, als Therapeut zu respektieren, wenn sie es nicht möchten. Also bitte schön, nie Zwang ausüben!

Außerdem ist es wichtig, daß die Menschen begreifen lernen, daß sie über ihren Entschluß mit niemandem reden, außer mit einer vertrauten Person, Arzt, Freundin, die darum weiß etc. Sie sollen schon gar nicht in der Familie über diese Therapie zu Anfang reden. Es ist aber außerdem sehr wichtig zu wissen, daß diese außergewöhnliche Therapiemethode wissenschaftlich nachvollziehbar ist. Heutzutage ist ja immer die Frage: „Kann man das auch wissenschaftlich beweisen?"

Man kann den Urin nicht nur trinken, sondern auch zu äußerlichen Anwendungen benutzen. Oft beginnt der Patient sogar zuerst damit. Für die innere Anwendung ist der erste Schluck, den er machen muß, eine sehr starke Überwindung.

Es hängt in aller erster Linie damit zusammen, daß in unserer Gesellschaft Urin etwas Negatives ist. So etwas muß man wegkippen. Urin ist furchtbar schädlich, wir müssen uns davor ekeln, das ist normal! Außerdem versuchen die Wissenschaftler uns einzubleuen, es befänden sich sehr viele Bakterien im Urin, und diese wiederum seien für unsere Gesundheit sehr schädlich.

Wir haben außerdem Angst, wenn unsere Mitmenschen wissen, daß wir unseren eigenen Urin trinken, denken sie, daß wir wohl nicht ganz „dicht" sein müßten, daß wir sozusagen abergläubischen Heilmethoden nachhängen, und wir werden rigoros für rückständig und schwachsinnig gehalten.

Wenn die Patienten aber richtig aufgeklärt sind, sind sie in der Regel sogar sofort bereit mitzumachen. Jeder Patient muß aber auch lernen, daß nicht sofort nach einem Tag Erfolg eintreten wird, sondern er muß schon mehrere Tage abwarten können. Er darf sich nicht selber unter Erfolgszwang setzen. Das ist wiederum ein Beweis, daß jeder Mensch einmalig ist. Es gibt einfach keine Regeln. Heute wird es so sein und in drei Tagen anders. Nein, die Schöpfung in uns macht genau das, was sie für richtig hält.

Hat man also erst einmal den ersten Schluck überwunden, geht es ganz leicht. Der Patient merkt jetzt von Tag zu Tag an sich etwas Neues, Einmaliges. Seine Leistung steigt sehr schnell an und er ist sozusagen freudig erregt und kann oft den nächsten Tag gar nicht abwarten, um zu erfahren, was dann mit ihm passiert. Unter keiner anderen Therapie in meiner Praxis hat es bis jetzt so spontane und so schnelle Erfolge gegeben.

Jahrelange Behinderungen, Krankheiten verschwinden auf geheimnisvolle Weise ganz spontan.

Der Patient ist, mit einem Wort gesagt, einfach sprachlos und will es zuerst noch nicht mal so recht glauben. Er wartet darauf, daß die Krankheit oder das Zipperlein zurückkommt.

Endlich begreifen die Menschen, daß sie sich auch heilen können, ohne ihre Lebensumstände gravierend ändern zu müssen. Keine Kur, keine Pillen, keine Spritze haben bei dem Patienten so einen spontanen Erfolg vorweisen können. Das ist einfach eine unfaßbare Sache und spontan beginnen die Patienten darüber nachzudenken, warum man in all den vielen Jahren ihnen diese „wunderbare" Therapie vorenthalten hat. Hat man es vielleicht mit Absicht getan? Weil sie so einfach und simpel ist?

Sofort stellt sich beim Menschen die Lebensfreude wieder ein. Nicht nur subjektiv, sondern auch objektiv kann man am Körper einiges bemerken. Zum Beispiel bekommt man eine geschmeidige Haut, Krampfadern schwellen ab, Schwellungen überhaupt gehen zurück, Schmerzen hören auf etc. Mit einem Wort: Nur Positives erfahre ich von diesen Patienten. Erlebe ich doch täglich an mir selbst „Wundersames".

Ich habe also folgende Methode in meiner Praxis eingeführt: (Diese Methode ist in keinem Buch zu finden. Es handelt sich um jogisches Uraltwissen.)

Besorgen Sie sich zuerst zwei kleine, einfache Porzellanzuckerdosen mit Deckel, das ist sehr wichtig.

Die Urinmenge, die wir benötigen, beläuft sich auf ungefähr 100 ml, also ⅔ der Zuckerdose anfüllen.

Ganz wichtig: *Der Morgenurin wird abends getrunken und der Abendurin wird am nächsten Morgen getrunken.*

Es ist wichtig, daß der Urin zugedeckt ungefähr einen halben Tag stehenbleibt, bevor man ihn trinkt. Dadurch wird es ermöglicht, daß alle unterschiedlichen Kräfte/Wellen aus dem Universum ihn beeinflussen. Anders ausgedrückt: Die Wellen/Kräfte ziehen in den Urin, der sich außerhalb des Körpers befindet. Dadurch wird er qualitativ besser. Er hat sozusagen dadurch eine andere Eigenschaft bekommen im Vergleich zu frischem Urin. Als Beispiel kann ich folgendes angeben, sozusagen zum besseren Verständnis, daß das, was ich hier sage, auch den Tatsachen entspricht und nicht einfach erfunden ist: Jeder Gärtner hat die Erfahrung gemacht – ohne den wahren Grund zu kennen –, daß mit abgestandenem Wasser gegossene Blumen besser gedeihen. Das weiß übrigens auch jede Hausfrau und richtet sich danach.

Sehen Sie es auch mal so, wenn der Urin den Körper verläßt, sozusagen hinausrauscht, ist er in starker Bewegung und sozusagen „bewußtlos" geworden. Wenn er jetzt längere Zeit steht, kommt er wieder zur Ruhe und zu sich.

Vielleicht ist das auch mit dem Blumenwasser ebenso. So etwas wird natürlich nie von der Wissenschaft untersucht, sondern einfach nur als „Humbug" abgetan.

Wenn Sie die Urintherapie machen, werden Sie an sich feststellen können, daß der Urin mit einer starken Geschwindigkeit aus dem Körper kommt, was sonst vielleicht nur der Morgenurin schafft, schafft jetzt jeder Urinabgang. Er kommt nicht nur schneller aus dem Körper, nein, Sie müssen sehr oft die Toilette aufsuchen, was natürlich auch eine sehr sinnvolle Sache ist. Bleibt nämlich der Urin zu lange im Körper, kann auch keine Rückführung ins Blut geschehen, was passiert, wenn man den Urin zu lange in sich läßt – aus Krankheitsgründen, nicht Zeit haben etc. Tritt dieses ein, regenerieren sich dadurch auch die Nieren. Sie bekommen somit außerdem die Fähigkeit, besser zu lieben, Sie werden tolerant, eine Art Weichheit tritt in Ihrem Charakter ein. Warum das so ist? Erfahrene Therapeuten wissen: Sitz der Erkrankung bedeutet auch zugleich die seelische Macke! „Niere" bedeutet immer Partnerprobleme im weitesten Sinne. Ehepartner, Kinder, Eltern, Kollegen, Chef etc. Ist die Niere gesund, ändert sich somit Ihr Charakterbild. Wenn Ihre Energie wieder fließen kann (kranke Niere, Stockung des Energieflusses), dann wird auch das Organ geschmeidig, nicht sperrig, spröde. Also werde ich auch weich nach außen.

Der Erfolgszwang ist auch nicht mehr vorhanden. Sie sehen also, mit der Urintherapie setzen Sie eine ganze Menge in Bewegung. Sie machen jetzt alles ohne Anstrengung.

Die 100 ml Urin sollten, wenn es geht, auf einmal getrunken werden. Um anfangs die Abneigung zu überlisten, kann man den Urin mit heißem Wasser, Brottrunk, Tee oder Heilerde „verschönern" und dann zu sich nehmen.

Die Kur sollte *wenigstens 3 Monate* andauern. Verlängerungen sind natürlich erlaubt. Man kann auch, wenn man will, diese Kur für immer beibehalten. Aus Erfahrung habe ich gelernt, daß diese Menschen fast nicht mehr krank werden.

Reden Sie erst über diese Therapie, wenn Sie auch Erfolge vorweisen können. Macht man es vorher, wird man in der Regel verspottet. Oft ist das dann wieder ein Anlaß, mit der Urintherapie aufzuhören. Sehen aber Angehörige, Freunde, Arbeitskollegen, daß es Ihnen plötzlich sehr gut geht, werden sie erstaunt darauf reagieren und es anfangs nicht glauben wollen. Viele werden dann sogar als „Helden" gefeiert. Eine Erstverschlimmerung ist möglich.

Wenn Sie während der Hirsekur eine Urintherapie beginnen, werden fast keine Nebenwirkungen auftreten. Sie werden dadurch sozusagen abgefangen. Beide Kuren unterstützen und ergänzen sich hervorragend. Vielleicht fragen Sie sich jetzt: Warum heilt die Urintherapie so ausgezeichnet?

Ist es nicht genug, wenn ich sie nur äußerlich anwende? Durch die langen Strecken, die der Urin zwischen Mund und Harnröhre zurücklegt, mitunter auch nur bis zu den Poren, verändert sich der Urin qualitativ, und somit entstehen unterschiedliche Effekte, und Reaktionsauslösungen passieren zugleich in Ihrem Körper. Erstaunlicherweise sind die Reaktionen immer angenehm. Unangenehme Reaktionen sind so gering, daß man sie für gewöhnlich gar nicht wahrnimmt oder sie einfach ignoriert.

Ich habe beobachten können, daß die Heilung von Wund-flächen mit oralen Urinanwendungen wesentlich schneller vonstatten ging, als die Behandlung mit Urin-Einreibun-gen. Für gewöhnlich war dann eine sehr schnelle Heilung möglich. Somit ist der Beweis erbracht, daß bei der Ur-ineinnahme gewisse gute Stoffe länger und tiefgründiger sozusagen reaktionsauslösend wirken. Darm- sowie Scheidenspülungen mit Urin hatten auch nicht den schnel-len Erfolg wie beim Trinken des Urins. So kam es, daß diese Patienten oft sehr lange auf ein zufriedenstellendes Ergebnis warten mußten.

Also empfahl ich auch diesen Patienten immer, beides zu machen, einreiben wie trinken, und dann war der Erfolg auch schon da.

Während der langen Strecke durch den Körper werden gewisse Mikrowunden – unsichtbare Defekte im Ge-webe – verbessert, bzw. „geflickt". Der ganze Körper erholt sich schneller.

Das ist aber noch lange kein Freibrief für Sie, lieber Leser. Wenn Sie jetzt glauben: Ich brauche in Zukunft nur noch meinen Urin zu trinken und alles bleibt in Ordnung bei mir, dann muß ich Sie leider enttäuschen.

Wenn Sie wirklich gesund bleiben wollen – schließlich haben Sie sich ja viel Mühe gegeben, um diesen Zustand wieder zu erreichen –, dann müssen Sie schon Ihr Leben umstellen. Beherzigen Sie bitte all die Dinge, die wir in diesem Buch beschrieben haben. Wenn Sie das in Ihrem Leben integrieren, können wir Ihnen versprechen, haben Sie nichts mehr zu befürchten.

Gehen Sie sorgfältig mit sich um! Und Ihr Körper wird es Ihnen danken.

Vielleicht interessiert es Sie, lieber Leser, was sich so alles in Ihrem Urin befindet? Ich war schon verblüfft als ich mich informierte: Hier also die wichtigsten Bestandteile, die sich in Ihrem Urin befinden. Vielleicht haben Sie jetzt noch ein wenig mehr Respekt vor Ihren „Ausscheidungen"?

Agglutinine und *Precipitine* haben eine neutralisierende Wirkung bei Viren.

Allantoin ist eine Kristallsubstanz, die Stickstoff enthält und die Heilung von Wunden fördert. Es ist ein Oxydationsprodukt der Harnsäure.

Antineoplaston verhindert auf selektive Weise das Wachstum von Krebszellen, ohne daß es den Aufbau der normalen Zellen beeinflußt.

DHEA (Dehydroepiandrosteron oder Dehydroisoandrosteron) ist ein Steroid, das durch die Nebennieren ausgeschieden wird und sich in hoher Konzentration im männlichen Urin befindet. Diese Substanz verhindert Übergewicht, verlängert die Lebensdauer von Tieren und ermöglicht eine Behandlung von Blutarmut, Diabetes und Brustkrebs bei Frauen. DHEA stimuliert das Wachstum des Knochenmarks und erhöht die Produktion der Stoffe, die durch das Knochenmark hergestellt werden, z. B. rote Blutkörperchen, Monozyten, Makrophagen und Lymphozyten. Eine niedrigere DHEA-Konzentration scheint mit dem Alterungsprozeß verbunden zu sein.

Gastric secretory depressants bekämpfen das Wachstum von Magengeschwüren.

Glucuronsäure ist eine esterartige Verbindung, entsteht in der Leber, der Niere und im Magen-Darm-Trakt und hat eine wichtige Ausscheidungsfunktion.

Harnindikan ist für die Ausscheidungsfunktionen zuständig.

Harnsäure begrenzt die „Freien Radikale" (das sind Moleküle, die u. a. Krebs verursachen können) im Körper, wirkt gegen den Alterungsprozeß und kann Tuberkulose zum Stagnieren bringen.

Hippursäure wird als Ausscheidungshilfe in Niere und Leber gebildet. H-11 bremst das Wachstum von Krebszellen und vermindert bestehende Tumore.

Interleukin-1: Dieser Stoff hat einen positiven Einfluß auf Helferzellen. Er kann Signale an den Hypothalamus geben und so Fieber erzeugen.

Prostaglandine sind hormonähnliche Stoffe mit gefäßerweiternder und wehenauslösender Wirkung, entspannender Wirkung auf die Bronchialmuskulatur und noch vielen anderen Stoffwechselwirkungen.

Protein Globulin beinhaltet Antikörper gegen spezifische Allergene; ist identisch mit Proteinen in den Immunoglobulinen des Serums (Blut). Proteasen sind aktive, immunologische Produkte allergischer Reaktionen.

Urinpeptide (oder *Polypeptide*) haben eine antituberkulöse Wirkung bei Anwendung der isolierten, reinen chemischen Form.

In dem Urinbuch von Hasler befindet sich ein detailliertes Verzeichnis der gesamten Inhaltsstoffe des Urins. Wenn Sie also noch mehr darüber wissen möchten, können Sie sich auch das Urinbuch von Frau Allmann besorgen. Auch sie geht ausführlich darauf ein.

Wenn man das als Laie liest, fragt man sich langsam, warum noch kein Arzt darauf verwiesen hat, wie wertvoll der eigene Urin ist. Wenn Sie dann noch erfahren, daß es

Tausende von Jahren schon bekannt ist, man es aber verächtlich als „Dreckapotheke" bezeichnete, dann weiß man jetzt, warum man es gemacht hat. Man soll sich nicht allein heilen dürfen. Wozu brauchen wir dann noch die vielen Wissenschaftler, wenn es auch so einfach geht?

Die Salzsockentherapie

Bevor wir Ihnen diese Therapie genau erklären, müssen wir eine kleine Geschichte dazu erzählen. Wenn Sie mein Buch „Ärzte sind nicht allwissend" gelesen haben, dann wissen Sie, lieber Leser, daß ich mit einem Geburtsfehler auf die Welt kam. Es handelt sich um eine Gehbehinderung. Als ich achtundzwanzig Jahre alt war, glaubten die Ärzte, dieses durch Operation ändern zu können. Zum Teil waren die beiden Operationen nicht schlecht. Doch dadurch bekam ich dann ein anderes Leiden. Darauf hatte man mich vorher nicht aufmerksam gemacht. Wenn ich also sehr lange saß, oder wenn es im Sommer heiß wurde, hatte ich sogleich dicke Füße. Das war besonders im Sommer eine Plage, denn ich wußte nie, welche Schuhe ich tragen sollte, wenn ich fortmußte. Die Füße schwollen ja im Laufe des Tages immer mehr an. Fast dreißig Jahre habe ich mich mit diesem schlimmen „Übel" herumschlagen müssen.
Ich konnte aber noch von Glück reden – ich hatte nie Schmerzen. Solange ich denken kann, war dies nicht der Fall. Das war für mich ein normaler Zustand. So glaubte ich. Das sollte sich aber bald ändern.

Zuerst lernte ich einmal Dr. Bambang kennen und als ich mit diesem darüber sprach und er mir sagte: „Das ist kein Dauerzustand. Ich würde nur falsch denken", war ich doch ein wenig baff. Natürlich erklärte ich ihm ausführlich, daß ja das Bindegewebe durchschnitten sei und somit dort das Wasser sich sammeln würde. Fast dreißig Jahre lang glaubte mir jeder Arzt, daß dies eine feststehende Tatsache sei. Ich hatte es ja nur erzählt und auch nicht um Rat gefragt! Wahrscheinlich wußte ich, daß ich ihn nie bekommen würde.

Auch Dr. Bambang erzählte ich es nur, weil er mal danach fragte. Seine Antwort kennen Sie ja schon. Sie machte mich eigentlich ein wenig wütend. Der Zustand war wirklich nicht hübsch, und ich hätte viel darum gegeben, diesen endlich abzustellen. Ja, ich war durch ihn mittlerweile toll wütend geworden. Ich half so vielen Menschen. Tag für Tag rufen Menschen an und erklären mir die kompliziertesten Krankheiten. Nur mir selber konnte ich nicht helfen! Durch Dr. Bambangs Antwort kam mir das erst so richtig zu Bewußtsein. Er hatte dann Ratschläge, die mir nicht zusagten, weil ich die Logik noch nicht erkannte.

Im Sommer 1994 sollte dann alles anders werden.

Zuerst einmal hatte ich Schmerzen im linken Fuß. Wir waren zusammen bei einem Arzt gewesen. Wir hatten ihn besucht, um ihn und seine Therapiemöglichkeiten kennenzulernen, um dann zu überlegen, ob wir Patienten zu ihm schicken konnten. Dieser Arzt nun führte zu Demonstrationszwecken ein paar chiropraktische Griffe an meinem Fuß vor. Dr. Bambang konnte nicht mehr eingreifen. Es war schon geschehen. Seit dem Tage hatte ich dann mörderische Schmerzen. Ich konnte fast nicht mehr laufen, vom Stehen ganz zu schweigen. Wenn ich also jetzt ein sechsstündiges Tagesseminar halten mußte, dann war es fast die Hölle für mich, zumal ich mir nichts anmerken ließ. Auch stehend Vorträge zu halten, raubte mir fast den Atem.

Mit einem Wort: Ich verzweifelte. Es gab nichts, was ich nicht ausprobierte. Ich wälzte Bücher – ich war mit meinen Nerven am Ende! Ich hätte Schmerzerleichterung sofort bekommen, wenn ich mir Kortison hätte spritzen lassen. Doch lieber wäre ich gestorben als mir das Teufelszeug geben zu lassen.

Und dann war da im Hinterkopf noch ein anderer Gedanke. Diese Schmerzen sollten mir etwas klarmachen. Aber was? Wenn man leidet, ist manchmal „der Draht nach oben" ein wenig getrübt. Außerdem war ich auf meinen „lieben Gott" auch langsam sauer. Was hatte ich eigentlich getan, daß ich jetzt so leiden mußte?

Dr. Bambang lieh mir dann sein Schielegerät und ich muß sagen, ich hatte dadurch hin und wieder so etwas wie Schmerzlinderung. Mehr auch nicht. Der Schmerz war zäh!

Dann mußte ich mich in Baden-Baden mit einer Dame aus der Schweiz treffen. Wir wollten Erfahrungen austauschen. Ich hatte ihr soviel von dem wundervollen Kasino vorgeschwärmt. Lange hatten wir unseren Terminkalender gewälzt und hatten das Treffen festgelegt. Ich halte immer meine Versprechen ein! Das sollte mir fast das Genick brechen. Nicht nur, daß wir eine Außentemperatur von 40 Grad hatten, nicht nur, daß ich mal wieder eine ausleitende Grippe hatte. Ich hatte in das Schielegerät auch eine Flasche Kanne-Brottrunk gekippt. Das arbeitete jetzt mörderisch in meinen Knochen. Fieber! Beine so dick wie die einer Elefantendame!

Schon die Fahrt dorthin war nicht ganz entzückend. Zum Glück fuhr Dr. Bambang die meiste Zeit. Also hatte ich Zeit, leise vor mich hinzusterben. Der Freitag war schlimm! In der Nacht wurde es noch dramatischer. Samstagmorgen ging es mir furchtbar. Von Frühstücken keine Rede. Ich schleppte mich auf mein Zimmer zurück und bat Dr. Bambang, nachher vorbeizukommen.

Fieber! – Bahnhof – Kasino – Elefantenfüße!

Das waren die Worte, die in meinem Kopf herumsausten.

Gut, mit Fieber kann man jemanden vom Bahnhof abholen! Oder aber Dr. Bambang fuhr alleine. Irgendwie würden die beiden sich schon finden – dachte ich.

Aber meine Füße, Kasino! O je, barfuß lassen die mich gar nicht hinein. Und dann die Stufen! Die mörderischen Schmerzen! Die waren ja auch immer noch da!

War ich schon im Delirium?

Nein, Dr. Bambang saß im Sessel und stellte fest, ich sei ja noch nicht gestorben! Wieviel steht eigentlich auf Notmord?

Ich bat ihn, mir Kalium und Magnesium zu besorgen. Wußte ich doch, daß Kalium Wasser aus dem Körper zieht! Vielleicht wurden dadurch meine Beine dünner? Zumindest nur so dünn, daß sie in die eleganten Schuhe paßten.

Mein Arztbegleiter schüttelte den Kopf. „Du weißt doch, daß es nicht gut ist – dein Herz!"

Ich wußte!

„Natrium bindet Wasser", durchfuhr es mein Gehirn. Natrium! Und dann war der Gedanke wie ein Blitz da. Als Kind habe ich immer erlebt, wie man daheim geschlachtet hat. Und der Opa sagte mir immer: „Bevor man einen Schinken räuchert, muß er in Salz gepökelt werden. Das zieht schön das Wasser raus. Erst dann kann man mit dem Räuchern beginnen."

„Saptono, was hältst du davon, wenn ich mir Salzwickel mache? Was glaubst Du, wird das Salz von außen das Wasser rausziehen? Wann? Wie lange wird es brauchen? Was glaubst du?"

„Vielleicht! Aber immerhin besser als Kalium."

Ich wurde fast lebendig.

„Besorge mir bitte Salz, zwei Mullwickel und Plastik. Und dann komm wieder!"

Er ging – und ich fiel wieder in meinen Fieberschlaf! Nach einer Stunde war Dr. Bambang wieder da. Wir nahmen ein Glas, zwei Eßlöffel Salz und Wasser, tränkten die Binden damit, legten sie um die Knöchel und dann Plastik darum. Schuhe an und fertig! Seltsamerweise sank das Fieber sehr schnell. Ich verließ das Hotel. Wir mußten ja um zwölf am Bahnhof sein. Ich hatte das Gefühl, im Meer zu waten. Ein angenehmes Gefühl. Das Fieber ging noch ein wenig weiter runter. Ich holte den Besuch ab, wir aßen, und da ich für den Abend und die Nacht taufrisch sein wollte, ging ich ins Hotel zurück, um noch ein wenig zu ruhen. Nach drei Stunden nahm ich die Wickel ab. Sie waren durch die Hitze fast trocken geworden und juckten jetzt. Ich traute meinen Augen nicht:

Schlanke Fesseln!

Mitten im Sommer!

Ich war happy!

Und – keine Schmerzen mehr!

Jetzt merkte ich erst: Ich gab auch sehr viel Wasser über die Nieren ab! Mir war es zuerst gar nicht aufgefallen, daß ich ständig zur Toilette sausen mußte!

Ich tänzelte mit schlanken, schmerzlosen Füßen ins Kasino!

Meine Begleiter waren ebenfalls sehr erstaunt!

Endlich hatte ich ein Mittel gefunden!

Das war im Mai! Juni, Juli war starke Hitze, und ich hatte keine dicken Füße mehr!

Das war es also! Das sollte ich herausfinden! Natürlich war jetzt unser Spürsinn geweckt! Nun wollten wir es wissen! Sofort dachten wir an die vielen Kranken, die ähnliche Probleme haben, vor allen Dingen Probleme mit ihren Lymphen, und vielleicht konnte man auch Bauchwasser damit in den Griff bekommen?

Pfarrer Kneipp schrieb schon: „Das Salz als Entwässerungsmittel wird ohne weitere Behandlung dem Badewasser zugesetzt. Es wird verhältnismäßig oft verwendet. Für ein Vollbad rechnet man 4 Pfund, für ein Halbbad 2 Pfund, für ein Sitzbad etwa 1 Pfund, für ein Fußbad ein halbes Pfund, für kleinere Teilbäder entsprechend weniger."

Dann schreibt er über die „Nassen Hemden": „Diese sind eine Abart des ‚Spanischen Mantels'. Der besteht aus einem langen, hinten offenen, hemdähnlichen Wickeltuch, das nicht so lang wie der ‚Spanische Mantel' ist. Hände und Füße werden nicht vom nassen Tuch bedeckt. Im übrigen ist die Technik dieses Wickels so wie beim ‚Spanischen Mantel'. Das Salzhemd wird häufig kalt an-

gelegt, heiß aber auch dann, wenn das persönliche Wärme-
bedürfnis es erfordert. Man gibt auf 5 Liter Wasser etwa
¼ kg Kochsalz. (Ausführlich kann man alles in dem Buch
„Das große Kneippbuch", 25 DM, nachlesen. Im Genius
Versand erhältlich.)

Also hat man schon sehr früh gute Erfahrungen mit dem
Salz machen dürfen. Nur hat man es mal wieder vergessen.

Ich könnte mich ohrfeigen, daß ich solange nicht auf diese
einfache Lösung gekommen bin. Von außen anwenden,
dann wird der Kreislauf nicht „geärgert". Viele Jahre habe
ich es von innen versucht – Salz zu essen gemieden und
habe alles zu mir genommen, was viel Kalium enthielt.
Der Erfolg war fast gleich null!

Wie ist es denn jetzt mit der Gegenwart?

In jüngster Zeit gibt es schon einige Mediziner und Natur-
heilkundige, die über den Säure-Basen-Haushalt schreiben. Ein sehr gutes Buch ist das von Dr. Worlitschek „Der
Säure-Basen-Haushalt" – Ein Patientenratgeber. Es wird
also schon ausführlich über die Übersäuerung geschrieben. Auch über die basische Nahrung, wie wichtig diese
für unsere Gesundheit ist. Einige unter diesen „Päpsten"
schießen mal wieder über ihr Ziel hinaus. Es ist nicht
richtig, daß wir jetzt *nur noch* basische Nahrung zu uns
nehmen sollten. Viele dringen darauf, die mineralischen
Salze zu nehmen, was wiederum nicht gut ist. Für kurze
Zeit, wenn man starke gesundheitliche Probleme hat, ist
das eine gute Lösung. Da liegt Dr. Worlitschek ganz auf
unserer Linie. Wie gesagt, wenn Sie extrem krank sind, ist
es wichtig, daß Sie erst einmal Ihre alte Säure aus dem
Körper holen. Bis auf Dr. Worlitschek vergessen viele

Mediziner die Rolle des Salzes. Es wird einfach ignoriert.

Damit der Säuremechnismus in Ihrem Körper stattfindet, muß sich immer eine gewisse Salzmenge im Organismus befinden. Salz an sich stört, wenn es eingelagert wird. Wenn Sie Ihrem Körper zuviel Salz zumuten, muß er es einlagern, damit er weiterhin richtig arbeiten kann, und somit bindet das Salz Flüssigkeiten im Körper, mehr als nötig ist. Es hält auch gewisse Teile Fett fest. Die Lymphklappen werden dadurch beeinträchtigt. Es fängt sich vor diesen Klappen sozusagen „Sperrmüll". Das zeigt sich durch Polsterungen an. Das habe ich ja viele Jahre selbst miterleben dürfen. Die Polsterungen gingen nicht mal mehr im Winter fort. Anfangs noch, aber je älter ich wurde, um so hartnäckiger blieben sie an den Knöcheln haften. Also ist jetzt das Problem gelöst, wie man diese Polsterungen wieder wegzaubern kann. Gleiches mit Gleichem! Ist doch wirklich lustig, was?

Wenn wir es mit Gewalt versuchen – was ich selbst ja auch viele Jahre lang verzweifelt getan habe –, gibt es Kreislaufprobleme, die sich gewaschen haben. Nieren, Haut, Nägel, Haare, alles hat darunter gelitten. Ich war also soweit, daß ich glaubte, nichts mehr ändern zu können und hatte mich in mein Schicksal eingefügt. Bis Dr. Bambang mir provokatorisch sagte: „Alles Quatsch!"

Ich hielt mich also in Bezug auf meine geschwollenen Füße für nicht mehr ganz leistungsfähig.

Und dann das Erlebnis mit den Salzbinden!

Aber inzwischen sind wir auf eine noch viel bessere Idee gekommen:

Die Salzsocken!

Sie sind schonend und sehr wirkungsvoll. Man besorgt sich also Baumwollsocken – oder stibitzt sie dem Ehegatten, wenn dieser welche haben sollte –, aber noch besser wären Kniestrümpfe. Man taucht sie in eine Schüssel mit Wasser und 3 Eßlöffel Salz – oder noch besser Pökelsalz. Dann zieht man die Socken an und läßt sie drei Stunden wirken bis sie trocken sind. Es hat sogar eine gute Massagewirkung. Der Körper stößt jetzt automatisch alles ab, was hinderlich ist. Es findet sozusagen eine innerliche Regulierung statt.

Wir haben diese Empfehlung auch einer jungen Rheumakranken gegeben, die sich einer Hirsediät unterzog.

Ein Fußbad mit Salzwasser kann auch vorgenommen werden, ist aber nicht so schonend. Die Temperatur des Wassers bleibt konstant. Der Körper muß mehr arbeiten. Wenn Sie nicht zu erschöpft sind, ist ein Salzbad empfehlenswert, sonst sind die Socken vorzuziehen. Wenn Sie keine Socken nehmen wollen, dann mit leichten Mullbinden normal bandagieren, das ist wichtig.. Also nicht zu stramm, ganz locker!

Denken Sie immer daran: Diese Salzsockenmaßnahme ist nicht nur für Ihre Füße. Der ganze Körper wird „entschwemmt und entgiftet". Vielleicht schreiben Sie uns einmal, wenn Sie Erfolg haben sollten mit Ihrem Lympharm; oder auch bei Bauchwasser sollte man es unbedingt machen. Venenerkrankungen können auch regelmäßig mit Salzsocken bearbeitet werden. Auch Gesunde sollten es immer wieder mal machen. Wie gesagt: für Rheumatiker, Gichtpatienten, Arthrose- und Arthritiskranke. Sie sollten es fast täglich machen. Denken Sie stets daran: Wenn Sie sich besser fühlen, sind Sie auch wieder leistungsfähiger.

Wie Pfarrer Kneipp schon schrieb, können Sie auch hin und wieder ein Salz-Vollbad machen. Die Temperatur soll dabei angenehm sein. Wichtig ist, daß sie mit 10 Minuten anfangen bis sie spielerisch höher steigen. Nichts erzwingen. Nach dem Bad *nicht abduschen*.

Sauerstoff/jogische Darmsanierung!

Als ich Dr. Bambang kennenlernte, blieb es nicht aus, daß wir uns auch über seine Therapiemöglichkeiten unterhielten. In der Regel ist das immer meine erste Frage. Ich suche ja gute Ärzte, denen ich die Patienten schicken kann. Da ich ein Sorgentelefon besitze, höre ich ständig: „Frau Friebel, wissen Sie denn keinen guten Arzt?"
Schon lange weiß ich, daß nicht jeder Naturarzt auch gut ist. Aus bitterer Erfahrung darf ich immer wieder erleben, daß man oft vom Regen in die Traufe kommt. Und was mich noch bestürzter macht – oft werden die Menschen auch noch abgezockt. Besonders wir Krebspatienten werden oft zur Ader gelassen. Wenn es noch helfen würde, hätte ich ja nichts dagegen. Doch mit der Zeit stieg ich immer tiefer in das medizinische Wissen und kann mir somit schon ein Urteil leisten. Zumal ich durch die vielen Anrufe und Briefe immer wieder Urteile von anderen Menschen zu hören bekomme.
Also begann Dr. Bambang davon zu berichten, daß auch

Wurst für Ernährungsbewußte

Stärfl's **PLUSVITAL**-Produkte
Genuß ohne Reue

➤ Kontr. Tierhaltung statt Tierfabrik

➤ Fermentgetreide statt Nitrit

➤ Eiweißvermindert statt Eiweißmast

➤ Brottrunk statt Konservierungsstoffe

➤ Brotaufstriche mit Fermentgetreide
   statt Hefe

_____

➤ Extrasenf statt sauer fast basisch
   (ohne Essig und Zucker)

_____

Ein Musterpaket wird Sie überraschen
(ca. DM 40,– plus Versandkosten)

Bei Stärfl – Die Metzgerei,
die um Ihre Gesundheit bemüht ist.

Metzgerei & Naturkost

STÄRFL

Schönauer Straße 34

84307 EGGENFELDEN

Absender:

Straße

Ort

Tel.

Bitte um Zusendung

☐ Info-Material

☐ Sortiments- und Preisliste

☐ Musterpaket ca. 40,– DM

Datum   Unterschrift

Sauerstoff- und Darmsanierungen zu seinen Therapien zählen.

Als ich das hörte, war ich zunächst nicht sonderlich entzückt. „Na ja, er ist halt wie alle andern", durchfuhr es mich. Doch was mich halt eben interessierte war sein jogisches Wissen. Das war etwas, was man weitergeben konnte, vor allen Dingen, weil es auch sehr logisch erschien.

Immer wieder wurde von den beiden Therapien gesprochen. Die kannte ich ja schon von den anderen Ärzten. Und ich muß sagen, die Sauerstoff-/Ozonbehandlung und auch die Darmsanierung per Spülung bringt den Patienten nicht das, was sie sich erhoffen. Das fiel mir schon sehr früh auf und ich dachte: Das Geld könnte man sich doch eigentlich sparen. Beide Therapien werden immer in einem Block angeboten und dann auch nacheinander. Nie zusammen! 10mal, 15mal und – wie gesagt – sie kosten ganz hübsch Geld.

Irgendwann erzählte Dr. Bambang, daß er jeweils nur eine Behandlung vornimmt und damit sehr große Erfolge hat. Ich stutzte und blickte ihn groß an. Zum ersten Male hörte ich jetzt richtig zu.

„Nur eine Behandlung? Wie soll ich das verstehen?"

„Eine Sauerstoffbehandlung und eine Darmsanierung genügt", war seine Antwort.

„Wenn die Patienten mehr möchten, dann sollen sie den Zeitpunkt bestimmen."

„Du sprichst von einer Behandlung? Welche meinst du denn jetzt?"

„Nun, eine Behandlung bedeutet Sauerstoff/Darmsanierung zugleich."

„Beides sofort?"

„Ja!"

Jetzt war meine Neugierde geweckt, und ich fragte ganz gezielt. Nun erfuhr ich, daß er reinen Sauerstoff in die Vene spritzte, dies in der Regel unten in den Fuß. Die jogische Darmsanierung entpuppte sich nicht als *gewöhnliche* Colonhydrotherapie! Diese wird im Liegen vorgenommen. Viele Patienten haben mir schon versichert, daß es für sie der reinste Streß wäre, diese Behandlung über sich ergehen zu lassen. Wenn ich ehrlich sein will, ich hätte es auch nicht getan. Die Angst, es könne doch etwas danebengehen, ist halt groß, und so ist dann auch gleich wieder eine Verkrampfung da.

Die jogische Darmsanierung ist also eine persönliche Erfindung von Dr. Bambang und wird direkt auf der Toilette vorgenommen.

Selbstverständlich war jetzt meine erste Frage: „Warum machst Du das so?"

Er sagte folgendes: „Sauerstoff ist sozusagen Lebenselixier für unsere lebenden Zellen. Die Zellen sind total erschöpft und werden durch den Sauerstoff sozusagen wiederbelebt. Das weiß auch die Schulmedizin. Der Sauerstoff ist ständiger Bestandteil einer Wiederbelebungsmaßnahme bei Notsituationen. Ich war lange Jahre Anästhesist und weiß, wovon ich spreche. Längst haben die Wissenschaftler herausgefunden, daß viele Krankheiten und Symptome vom Sauerstoffmangel in den Zellen/Geweben/Organen herrühren. Natürlich hat man zuerst versucht, diesen Kranken mit 100 % Sauerstoffgehalt in der Luft sozusagen ihren Sauerstoffhunger zu stillen. Diese Aufnahmefähigkeit ist aber so stark gedrosselt, daß auch eine größere Sauerstoffkonzentration für diese Kranken nur eine geringe Bedeutung hat. Für sie ist es gleichgültig, wieviel Sauerstoff in der Luft ist. Statistisch hat man festgestellt, daß bei alten Leuten und Kranken die Aufnahme von Sauerstoff geringer ist. Deswegen wird das Gewebe schlapp, und auch die Lebenskraft läßt nach. Die Schulmedizin spricht jetzt von Verschleiß/Alterungskrankheiten, die ‚normal' sind. Sie bleibt den Menschen aber eine Antwort schuldig, wenn diese ‚Verschleißerkrankung' sich schon in jungen Jahren einstellt!

Also hat es etwas mit dem Sauerstoff zu tun. Der Körper verlangt für sein Leben Beweglichkeit. Darf er sich nicht bewegen, dann leidet er. Der Geist verlangt für seine Tätigkeit Ruhe. Die Seele verlangt Atmung! Noch einmal zum besseren Verständnis:

> Körper braucht gewisse *Beweglichkeit*
> Seele braucht gewisse *Atmung*
> Geist braucht gewisse *Ruhe*

Wenn alle drei Aspekte harmonisch sind, bekommt der Körper genug Sauerstoff. Ist aber einer der drei Aspekte nicht mehr in Ordnung, dann wird der Mensch auf Dauer krank. Lange Jahre kann der Körper sozusagen von seinen Reserven leben, darum werden wir auch nicht sofort krank.

Erschöpfte Zellen können also nicht mehr ihre Tätigkeit ausführen. Zum besseren Verständnis: Sie sind nicht *tot*! Lassen Sie sich also keinen Bären aufbinden. Ihre Zellen können wiederbelebt werden! Ihr Körper schleppt sozusagen die ganze Zeit diese erschöpften Zellen mit und erschöpft sich dadurch letztendlich selber. Ändern wir also den Zustand nicht und entlasten den Körper, sterben sie zum Schluß ab. ‚Behandle' ich aber diese *kranken Zellen* richtig, werden sie wieder nützlich und entlasten somit den Körper. Oft kommt es dann zu der berühmten ‚Spontanheilung'!"

Soweit habe ich dann auch alles verstanden. Dann las ich bei der Schul-/Naturmedizin über die übliche Sauerstoff-behandlung und kam dann sehr schnell zu dem Resultat, daß man wieder mal das Pferd falsch aufzäumt. Durch die Behandlung bekommt das Blut mehr Sauerstoff! Das Blut ist ja die Transportstraße für den Sauerstoff! Aber der Sauerstoff gelangt *nicht* an die erschöpfte Zelle, weil diese gar nicht in der Lage ist, den Sauerstoff aufzunehmen. Sie ist sozusagen umnebelt.

Stellen Sie es sich folgendermaßen vor: Sie befinden sich auf einer Straße und suchen ein Haus, weil es aber nebelig ist, finden Sie nicht die Auffahrt und verpassen das Haus! Obschon Sie auf dem Wege zu diesem Haus sind, können Sie es nicht erreichen.

Ich hatte gleich ein paar sehr grundlegende Fragen: „Warum erschöpfen sich die Zellen überhaupt?"

Dr. Bambangs Antwort: „Weil wir Lungenprobleme haben. Wenn die Lunge nicht genug Sauerstoff bekommt, zum Beispiel weil wir uns nicht genug bewegen etc., holt sie also die Reserven aus den Zellen! Das macht sie so lange, wie Reserven vorhanden sind."

Ich war baff! Es war mal wieder so logisch!

„Dann muß ich doch zuerst die Lunge behandeln – ich meine, einen Zustand herstellen, daß die Lunge ihren normalen Sauerstoff bekommt, damit sie nicht weiter klaut", war meine Antwort.

„Richtig. Ruhe, Atmung, Beweglichkeit."

„Ich muß also den Patienten erst einmal einen Tritt in den Hintern geben, damit sie sich wieder richtig bewegen?"

„Ja. Allein, sich in den Wald stellen und atmen, bringt nichts."

„Allein eine Sauerstofftherapie bringt also auch nichts? Es rauscht sozusagen durch das Blut und weg ist es?"

„So ist es."

„Ich habe nur noch nicht verstanden, warum die Zellen das Angebot nicht annehmen."

Durch Gifte im Körper, wurde mir dann erklärt, würden die Zellen sozusagen umnebelt.

Stellen Sie sich jetzt mal eine Zelle als Luftballon vor. Die Gifte sind so stark wie ein Stein, der auf diesem Ballon liegt. Jetzt kommt die Schulmedizin und pumpt mit einer Luftpumpe Sauerstoff in den Ballon. Für eine kurze Zeit würde der Ballon auch mehr aufgepustet sein. Darum sagen mir die Patienten auch immer: „Anfangs habe ich mich nach so einer Behandlung sehr wohl gefühlt, aber dann war alles wieder wie früher." Der Stein – also die Gifte – haben der Zelle wieder den Garaus gemacht.

Wird aber sofort eine Darmsanierung vorgenommen – im Darm befinden sich ja die meisten Gifte –, dann verschwindet alles Negative um die Zelle und dann kann auch der Sauerstoff in die Zelle zurückkehren. Deswegen auch oft die großen Erfolge bei Dr. Bambang, da er es sofort macht und wenn man anschließend seiner Therapie folgt – Ernährungsumstellung, Beweglichkeit, Atmung und Ruhe einhält –, dann bleibt der Erfolg nicht aus. Wir haben ja ausführlich in diesem Buch beschrieben, daß Sie einen Dauerzustand behalten und, was mich noch viel mehr entzückte: Man braucht tatsächlich in der Regel nur eine Behandlung! Ich habe selbst erleben dürfen, wie rosa die Patienten gleich aussahen und immer wieder auch nach vielen Tagen mir sagten: „Es ist einfach toll!" Eine Behandlung bedeutet also, weniger Streß für den Patienten, er muß nicht ständig in die Praxis laufen, Stunden vielleicht im Wartezimmer verbringen und die Negativstrahlen der anderen Kranken aufnehmen, sowie sehr viel weniger Geld zahlen! Eine Behandlung kann sich jeder Geldbeutel leisten!

Möchten Sie mehr darüber wissen, kann Ihnen der Genius Versand weiterhelfen.

Ist „sich ändern" ganz zwecklos?

Als Dr. Bambang und ich an diesem Buch schrieben, besuchten wir eines Tages ein paar Freunde von mir. Wir kamen ins Gespräch, und es blieb nicht aus, daß wir über gesunde Ernährung sprachen. Ich versuchte klarzulegen, wie wichtig es doch ist, daß man endlich damit anfängt und wieviel man damit doch erreichen kann.
Ich kannte meine Freunde – besonders den Hausherrn – sehr gut. Ich war schon ein wenig erstaunt, daß wir überhaupt das Thema des Abends darauf brachten. Wir hatten uns schon lange nicht mehr gesehen und vielleicht war er auch erstaunt, daß mein Aussehen sich nicht verändert hatte.
Nun ja, es kam wie es kommen mußte. Der Hausherr war

ganz und gar nicht davon angetan, irgend etwas in seinem Leben zu ändern. Und schon gar nicht seine Ernährung. Das ist ja in seinen Augen mit Entzug, Nicht-mehr-sich-freuen-können und vieles mehr verbunden. Er glaubt fest daran, daß dann das Leben nicht mehr lebenswert sein kann. Er wolle bei all den guten Dingen bleiben. Er will sich nicht umstellen.

Ich ließ ihm seine Meinung. Jeder ist ja nun mal seines Glückes Schmied. Außerdem haben wir ja auch gar nichts davon, ob er sich nun ändert oder nicht.

Vor uns wollte er aber nicht als Feigling gelten, und so sagte er dann wörtlich: „Das ist ja alles Quatsch, das Gerede von Biogemüse und all dem Schmus. Ich kann das gar nicht glauben. Das ist doch auch nur: Leute für dumm verkaufen! Außerdem, man kann doch gar nicht beweisen, daß das Gemüse aus biologischem Anbau nun wirklich viel besser ist. Bis jetzt habe ich noch nichts davon gehört. Ich weiß nur eins: Es ist viel teurer, und ich bin nicht so blöde und gebe mein Geld dafür her.

Normaler Dünger und so. Die können mich doch mal. Nein, Gisela, das kannst Du nun wirklich nicht beweisen. Und überhaupt, wir leben doch ganz ausgezeichnet. Was willst du denn? Mir geht es ausgezeichnet. Du kannst mir ganz und gar nichts beweisen. Eure Wissenschaft hat doch gar keine Beweise."

Dabei sah er mich richtig triumphierend an. Er glaubte, mich nun schachmatt gesetzt zu haben.

Ich warf Dr. Bambang einen kurzen Blick zu. Beide wuß-ten wir: Hier war es vollkommen zwecklos. Es wäre von uns dumm gewesen, auch nur einen Satz zu sagen.

Er hatte ja wieder ein Alibi: Sich nicht ändern zu müssen.

Diesmal hieß das Alibi: Man kann es nicht beweisen, wie wichtig es ist, daß man biologisches Gemüse zu sich nimmt. Überhaupt, wie wichtig es ist, daß man tatsächlich auf das achtet, was man ißt. Hauptsache es schmeckt gut!

Wir sind nichts als Spinner und Besserwisser und sonst gar nichts! Das Lustige an der ganzen Sache war: Wir hatten nicht mal mit diesem Thema angefangen.

Dieses Thema, wie sinnlos oder sinnvoll es ist, die richtige Nahrung zu sich zu nehmen, wird uns übrigens ständig gestellt.

Gab es sie wirklich nicht, die Beweise? Gibt es keine Methoden, die beweisen, wie schlimm die „übliche" Nahrung für uns ist, daß unser Körper mit diesem Chaos gar nichts anfangen kann?

Daß Gifte schädlich sind, das weiß nun jedes Kind. Aber beweisen, wie *schlimm*, konnten wir das?

In der Not hilft immer der liebe Gott! So war es bis jetzt die ganzen Jahre gewesen, und so sollte es auch mal wieder diesmal sein.

Die Hilfe kam von einem anderen Freund. Dieser Freund ist Chemiker! Wir hatten uns eine Weile aus den Augen verloren. Der Zufall wollte es, daß ausgerechnet Dr. Bambangs Praxis im Geburtsort dieses Freundes liegt. Er selbst, mein Chemikerfreund, war also nur eine halbe Stunde entfernt.

Wir suchten ihn und seine Frau auf, Dr. Ursula Balzer-Graf und Dr. Fritz Balzer. Er wohnt jetzt in einem bezaubernden Ort. In der Nähe hatten seinerzeit die Gebrüder Grimm gewohnt. Er zeigte mir stolz den „Rapunzelturm". Märchenerinnerungen!

Wir besuchten ihn nur privat und stießen dann auf die richtige Fährte, nach der Dr. Bambang und ich schon lange gesucht hatten. Das Ehepaar beschäftigte sich schon seit langem mit ungewohnten Methoden. Ein großer Artikel von ihnen wurde in einer Schweizer Zeitung veröffentlicht. Sie waren so freundlich, mir zu gestatten, dieses hier abdrucken zu dürfen. Damit Sie, lieber Leser, sich ein Bild machen können; und vielleicht werden Sie jetzt aufwachen und sehr nachdenklich werden.

Aber lesen wir doch mal zuerst: *„Mit bildschaffenden Methoden wird die Vitalqualität von Nahrungsmitteln bestimmt.*

Die Qualitätsforschung stellt die Wissenschaft vor Probleme. Der Merkmale, die zur Qualität beitragen, sind so viele, daß sie kaum alle erfaßt werden können. Eine neue Methode könnte weiterhelfen. Die Frage nach der Nahrungsmittelqualität gewinnt stark an Aktualität; der Umgang mit den nahrungsspendenden Lebewesen und den Nahrungsmitteln ändert sich durch moderne Verfahren der Gentechnik, des Food-Designs und der Verarbeitung außerordentlich schnell und intensiv. In diesem Zusammenhang steigt auch das Interesse an Untersuchungsmethoden, die sich besonders für die ganzheitliche Erfassung der biologischen Qualität, der Vitalität von Nahrungsmitteln eignen. In Ergänzung zu analytischen Verfahren setzen wir in unserem Labor die sogenannten bildschaffenden Methoden Kupferchloridkristallisation, Steigbild und Rundfilterchromatogramm ein. In neuartiger Weise ermitteln und charakterisieren wir damit auch die Vitalqualität von Nahrungsmitteln. Selbst im Blindversuch hat sich diese Methode als erfolgreich gezeigt. So können jetzt auch für die Praxis Untersuchungen der Vitalqualität von Nahrungsmitteln mit den bildschaffenden Methoden durchgeführt werden.

Was sind Nahrungsmittel?

Nahrungsmittel sind immer ein Ergebnis der Lebenstätigkeiten der sie bildenden Organismen. Bei der Ernte oder der Gewinnung werden sie diesen Lebenszusammenhängen entnommen. Die Lebenstätigkeiten, die mit ihrem Entstehen verbunden sind, wirken im Nahrungsmittel nach. Erst wenn diese Lebenstätigkeiten allmählich erlahmen, entfallen die organischen Substanzen dem Lebensbereich. Lebensmittelfremde Prozesse setzen ein, die Nahrungsmittel verderben. Die Intensität und Richtung der Lebenstätigkeit und die biologische Qualität sind untrennbar und bedingen sich gegenseitig.

Der Umgang mit den nahrungsspendenden Lebewesen und den Nahrungsmitteln verändern sich in den letzten Jahren in zunehmendem Ausmaß. Dies führt auch zu einer Verunsicherung der Konsumenten und zu einem wachsenden Interesse an Nahrungsmitteln, die dem eigenen Leben und der eigenen Gesundheit förderlich sind. Mit dieser Entwicklung ist auch die Nachfrage nach Nahrungsmitteln aus ökologischem Anbau gewachsen. Die Darstellung der positiven Qualitätseigenschaften von Lebensmitteln aus ökologischem Anbau, die im Bemühen um ein umfassendes Verständnis für Erde, Pflanze, Tier und Mensch produziert werden, ist noch immer ein sehr schwieriges Gebiet.

Qualität ist schwer erfaßbar

In der Qualitätserfassung mit den üblichen analytischen,

lebensmitteltechnischen Methoden wird heute zunehmend versucht, die Einzeldaten der ermittelten Inhaltsstoffe durch statistische Verfahren zu einem Gesamtbild zu verknüpfen. So will man zu einer Differenzierung von Produkten aus unterschiedlich ökologischem Anbau kommen. Einen ganz anderen Weg schlagen die sogenannten bildschaffenden Methoden ein. Sie sind so konzipiert, daß sie auf neuartige Weise die Gesamtsysteme der Nahrungsmittel direkt bildhaft darstellen. Sie zielen nicht auf eine Untersuchung von stofflichen Einzelkomponenten, sondern auf die ganzheitliche Erfassung der biologischen Qualität der Nahrungsmittel als Ausdruck der sie bildenden und erhaltenden Lebenstätigkeiten. Den bildartigen Untersuchungsergebnissen entsprechend ist die Arbeitsweise eine morphologisch-vergleichende.

Alternative Methoden

Das wissenschaftliche Interesse an spezifischen Methoden, welche die biologische Qualität von Nahrungsmitteln darstellen können, wächst. Biophotonen, Kirlian-Photographie, Bio-Elektronik wie auch bildschaffende Methoden sind zunehmend in der Diskussion. In unserem Labor arbeiten wir seit mehr als zehn Jahren an der Weiterentwicklung der bildschaffenden Methoden. Bei diesen Untersuchungen haben sich eine lebensmittel- bzw. produktgerechte Probenvorbereitung sowie der gleichzeitige, parallele Einsatz von zwei bis drei bildschaffenden Methoden (Kupferchloridkristallisation nach Pfeiffer, Steigbild nach Wala, Rundfilterchromatogramm nach Pfeiffer) als erfolgreiche Innovationen erwiesen. Neben der betriebseigenen Entwicklungsarbeit zur Qualitätserfassung mit den bildschaffenden Methoden ist dieser Bereich in den letzten Jahren auch durch Forschungsprojekte gefördert worden.

Mit der Unterstützung verschiedener Firmen ist die Vitalqualitätsbeurteilung von Getreide vorangetrieben worden. An vergleichenden Untersuchungen von Roggen und Weizen aus ökologischem und konventionellem Anbau ist eine Standardprobenvorbereitung für Getreide entwickelt worden, die eine Unterscheidung von Beurteilung von Getreide aus unterschiedlichem Anbau erlaubt. Diese Arbeit hat gezeigt, daß neben der Anbaumethode auch dem Standort für die Vitalqualität der Produkte große Bedeutung zukommt. Anschließende Untersuchungen an Roggen- und Dinkelsorten haben zusätzlich verdeutlicht, daß auch Sorten die Vitalqualität entscheidend prägen können. In zwei kürzlich abgeschlossenen Untersuchungsserien mit Weizen ist es nun auch gelungen, verschlüsselte Proben korrekt Sorten und Anbaumethoden zuzuordnen.

Das Fachgebiet ‚Ökologischer Landbau' der Gesamthochschule Kassel befaßt sich auch mit neuen Methoden zur Qualitätserfassung. Dazu wird seit 1988 unter anderem bei Feldgemüse ein Feldversuch mit vergleichender organischer und mineralischer Düngung durchgeführt. Neben analytischen und sensorischen sind hier auch verschiedene ganzheitlich orientierte Untersuchungsverfahren eingesetzt worden. Unser Labor hat dazu Untersuchungen mit den bildschaffenden Methoden beigetragen. Untersuchungen mit bildschaffenden Methoden an Braugersten und Bieren haben ebenfalls eine ‚blinde' Differenzierung von Produkten aus konventionellem bzw. ökologischem Anbau erlaubt. Die Ergebnisse zeigen, daß auch in diesen

Projekten die bildschaffenden Methoden sehr erfolgreich waren.

Arbeit am DOK-Versuch

Bei der Qualitätserfassung von Feldgemüse und Kartoffeln besteht seit einigen Jahren eine Zusammenarbeit zwischen unserem Labor und dem Forschungsinstitut für biologischen Landbau in Oberwil (FIBL) und der Forschungsanstalt für Agrikulturchemie und Umwelthygiene (FAC) in Liebefeld-Bern. Diese beiden Forschungseinrichtungen führen seit 14 Jahren in Therwil BL den bekannten DOK-Versuch durch. Es wird dort an einem Vergleich von konventionellem, biologisch-organischem und biologisch-dynamischem Anbau gearbeitet. Seit 1988 sind an Randen (Rote Bete) und Kartoffeln aus dem DOK-Versuch parallel zu analytischen Untersuchungen und Lagerversuchen auch Untersuchungen mit bildschaffenden Methoden durchgeführt worden. Die in Blindversuchen mit den bildschaffenden Methoden erzielten Ergebnisse aus vier Anbaujahren zeigen, daß eine reproduzierbare Unterscheidung und Gruppierung von Produkten aus Anbau unterschiedlichen Ökologisierungsgrades möglich ist.

Methode ist praxistauglich

Wir sind heute in der Lage, Untersuchungen zur Vitalqualität von pflanzlichen Produkten für die Praxis durchzuführen. Die bildschaffenden Methoden eignen sich zur Beurteilung unterschiedlicher Anbauverfahren, verschiedener Rohstoffqualitäten, zur Beurteilung von Verarbeitungs- und Konservierungsprozessen. Dabei erfolgt die

Beurteilung der Vitalqualität mit Hilfe von Vergleichsreihen, in denen die Fülle der Lebens- und Entwicklungsprozesse studiert werden. In diesem lernt man die Lebensprozesse in ihren Polaritäten von Wachsen und Absterben, Differenzierung und Entdifferenzierung. *Unreife und Alterung, vegetativ und generativ, Substanzbildung und Substanzgestaltung erkennen und beurteilen.* Die Vitalqualität eines einzelnen Produktes läßt sich dann auf diesem Hintergrund charakterisieren. Geht man von einem Zusammenhang zwischen der Ordnung der Lebensprozesse in den *Nahrungsmitteln und der Ordnung der Lebensprozesse im Menschen als Grundlage für seine Gesundheit aus, so sind die mit den bildschaffenden Methoden zu erfassenden Verschiebungen von großer Bedeutung, für die Qualitätsbeurteilung."*

Soweit also meine beiden Chemikerfreunde.

Von ihnen erhielt ich auch noch das Buch „Zur Qualitätsfrage in der Ernährung" von Gerhard Schmidt geschenkt.

In diesem Buch können Sie Kristallbilder von z. B. Weizenschrotkeks (3 Minuten gekaut), Weizenflocken (Handelsware, gekocht) und so weiter bewundern. Immer, wenn es sich nicht um biologische Anbauprodukte handelte, waren die Bilder verzerrt. Der Körper bekommt also keine klare Information. Das hat mich doch sehr geschockt. Mit anderen Worten, es ist schon lange möglich zu zeigen, ob biologisch Angebautes für unseren Körper gut ist oder nicht. Das Blut wird ja von unserer Ernährung gespeist. Jetzt kann man auch verstehen, warum der Körper auf Dauer krank wird. Warum wird so etwas eigentlich verschwiegen? Wie lange läßt unser Körper so etwas noch zu?

Wieder einmal kommt es auf uns „Verbraucher" an. Letztendlich sind wir dann informierter als die Wissenschaftler und die Regierung. Wir brauchen nur das Richtige zu kaufen, dann halten wir uns auch gesund.

Wenn jetzt noch einer zu mir sagt: „Das kann man ja gar nicht beweisen. Das ist doch alles Humbug, Leute-hinters-Licht-führen" und so weiter, dann weiß ich: Diese Menschen sind einfach zu faul und zu bequem, um ihr Leben zu ändern. Wenn sie glauben, daß sie mit ihrer Vogel-Strauß-Politik gesund bleiben, nun denn, es wird sich zeigen. Wir Autoren werden aber nichts unversucht lassen und den Menschen die Wahrheit nahebringen.

Doch das ist noch nicht alles, was wir aufzeigen müssen.

Nitrit, Nitrat, Nitrosamine – muß ich mich darüber auch informieren?

Natürlich werden Sie jetzt sagen: Ich bin doch kein Chemiker. Wieso soll ich mich auch noch damit belasten? Die Chemiker werden doch schließlich dafür bezahlt. Das werden sie. Nur informieren sie sich nicht gründlich genug. Das heißt, sie wissen oft nicht, was Fremdstoffe für eine Wirkung in Ihrem Körper haben.

Aus bitterer Erfahrung habe ich begriffen, daß man immer Täter ist! Eine Krankheit kommt nicht angeflogen, sondern durch viele „Sünden". Dazu gehören auch diese „Produkte".

Herr Stärfl hat für uns Unterlagen zusammengetragen. Die lassen Ihnen die Haare zu Berge stehen. Wenn Sie Fleisch/ Wurstesser sind, dann *müssen* Sie es einfach wissen.

Folgen von Nitrit

Eine direkt sichtbare Folge ist die Blausucht (dabei wird Nitrit an die roten Blutkörperchen angelagert und verhindert so den Sauerstofftransport – ein inneres Ersticken kann die Folge sein). Wir haben ja in dem Sauerstoffkapitel erklärt, warum die Medizin, wenn sie Ozonbehandlung verabreicht, fast keine Erfolge hat, da sie nicht den ganzen Menschen beachtet. Nur Sauerstoff zuführen bringt also gar nichts, wenn Sie Nitrite zu sich nehmen. Und das können Sie täglich tun, wenn Sie die falschen Produkte zu sich nehmen. Chemiker stellten im Laufe der Jahre eine Reihe möglicher, weniger auffälliger Folgen vorwiegend durch Tierversuche fest: Störungen der Vitaminversorgung, vor allem mit A und E. Beides brauchen Sie aber für Ihr Wachstum, also besonders wichtig bei Kindern, und beide Vitamine brauchen Sie aber auch für Ihre eigene Fortpflanzung. Störung der Entgiftungsprozesse durch Schädigung des Enzymsystems. Beeinträchtigung der Blutbildung, Zellschäden, Veränderung der Erbsubstanz. Zur Zeit hört man ja Erschreckendes im Fernsehen. Deutliche und andauernde Zunahme der Aggressivität sowie ein Ansteigen des Fehlgeburtsrisikos. Die vielen Krawalle und Schlägereien, denen wir jetzt ausgesetzt sind! Diese Jugendlichen ernähren sich in der Regel à la McDonald!

Die sparen wirklich nicht mit diesen Giftstoffen! Werden Sie schon ein wenig nachdenklich?

Nitrosamine werden im Körper gebildet

1934 erhält ein junger Chemiker den Auftrag, einen ausgefallenen Stoff, ein Nitrosamin, herzustellen.

Nach gelungener Synthese zerbricht ihm das Gefäß. Verärgert wischt er die Flüssigkeit auf und atmet dabei die Dämpfe intensiv ein. In der gleichen Nacht erkrankt er schwer. Sechs Wochen später ist er tot. Die im Körper gebildeten Nitrosamine stehen in direktem Zusammenhang mit dem Gehalt der Nahrungsmittel an Nitrat und Nitrit. Die Anreicherung der Umwelt mit Nitraten ist überwiegend auf die jahrelange Überdüngung der Felder mit Kunstdünger zurückzuführen. Durch das massive Überangebot in leicht löslicher Form kommt es nicht erst zur Umwandlung in Ammonium, der Zwischenstufe zur Eiweißsynthese, sondern das Nitrat wird förmlich in die Pflanzen „hineingedrückt".

Das Nitratproblem

Im Nitratgehalt aller Lebensmittel stehen einige Gemüse an der Spitze: Rote Bete, Spinat, Blattsalat, Rettich, Radieschen.

Grundsätzlich sind Pflanzen aus Treibhäusern eher hoch nitratbelastet. Dies gilt auch für biologisch angebaute Pflanzen.

Von Fall zu Fall ist auch das Trinkwasser eine wesentliche Quelle. In Fleisch- und Wurstwaren können Reste des dem Nitratpökelsalz zugesetzten Nitrits enthalten sein.

Für verschiedene Menschen bedeutet gleich hohe Nitrit-

oder Nitrataufnahme nicht, daß sich im Körper auch gleich viele Nitrosamine bilden. In einem *kranken Magen* können Nitrosamine z.B. viel schneller gebildet werden als in einem gesunden Magen.

Eine ausreichende Versorgung mit Vitamin C (bitte keine Ascorbinsäure) *hemmt oder verhindert die Nitrosaminbildung.*

Welche Möglichkeiten haben wir, uns gegen Nitrit, Nitrat zu schützen?

- Meiden Sie Rote Bete, Spinat, Blattsalat und Rettich aus konventionellem Anbau. Wenn möglich, verwenden Sie biologische Waren.
- Bevorzugen Sie auch für andere Nahrungsmittel biologisch angebaute Ware.
- Meiden Sie Gemüse und Salate aus dem Treibhaus.
- Bringen Sie die Nitratbelastung Ihres Trinkwassers in Erfahrung. Fragen Sie Ihr Gesundheitsamt oder Wasserwerk oder/und prüfen Sie selbst mit Nitratindikatorstäbchen (erhältlich in der Apotheke). In den USA gelten seit vielen Jahren 10 mg Nitrat/l Wasser als Höchstmenge für Trinkwasser. Verschiedene deutsche Wissenschaftler halten 30 mg/l für die äußerste Grenze und 20 mg/l noch vertretbar. Seit 1982 gilt in der BRD die Anlehnung an die EG-Norm 50 mg/l als Höchstwert, für die Säuglingsernährung 10 mg/l.

Wie schützen Sie sich vor Nitrosaminen?

– Tabakrauch ist eine wesentliche Quelle für außerhalb des Körpers entstehende Nitrosamine. Rauchen Sie nicht, meiden Sie passives Mitrauchen.
– Braten Sie keine stark geröteten Fleischwaren? Dabei können sich Nitrosamine bilden. Der häufigste Fehler ist: Braten von Würstchen mit Nitritpökelsalz.
– Achten Sie auf ausreichende Versorgung mit Vitaminen (besonders Vitamin C), das heißt: essen Sie vollwertig. Durch die vielen Wuchs- und Wirkstoffe im natürlichen Verbund stärken Sie die Fähigkeit Ihres Körpers, der Bildung von Nitrosaminen entgegenzuwirken. Besonders Vitamin C wirkt der Bildung von Nitrosaminen entgegen.

Deswegen, lieber Leser, ist es so wichtig, daß Sie Wurst mit sehr wenig Nitritpökelsalz bekommen. Die Vorgänge in einem organischen Material wie Fleisch sind vielfältig und teilweise noch wenig bekannt. Wir können – obwohl wir nicht sagen können, daß wir alle bekannten Gefahrenquellen für die Bildung von Nitrosaminen ausgeschaltet haben – Ihnen eine 100%ige Lösung anbieten.

Kaufen Sie nur Wurstwaren aus kontrolliert-biologischem Rindfleisch, frei von Nitritpökelsalz! Vielleicht ist auch für Sie anfänglich die Farbe und das Aroma ungewohnt. Die Wurst ohne Nitritpökelsalz hat eine graue Farbe und der Geschmacksstoff, der sich durch die Nitrit- bzw. Nitratzugabe bilden würde, fehlt natürlich dann auch.

Wo Sie solche Produkte kaufen, erfahren Sie im Quellenhinweis am Schluß des Buches.

Selbst ist der Mann/die Frau

Sicher sagen Sie sich schon die ganze Zeit: Irgendwann müssen doch die Schulmediziner aufwachen und den Menschen erklären, wie einfach doch heilen ist. Wenn Sie darauf warten wollen, müssen Sie, lieber Leser, sehr viel Zeit mitbringen.

Vor einiger Zeit hat mir eine Bekannte Auszüge von einem Buch geschickt. Als ich diese las, konnte ich mir ein Schmunzeln nicht verkneifen.

Das Buch ist *1933* erschienen. Also vor genau 61 Jahren konnte man sich schon gründlich informieren.

„Krankheit und Wahrheit"
Noch nie konnte ein Arzt jemand heilen. In einem in der Zeitschrift für ärztliche Fortbildung vom 15. Jan. 1933 erschienen Artikel sagt G. Ockel, *„Nicht wir Ärzte heilen, sondern es heilt im Kranken"*, d.h. jede für unser menschliches Erkenntnisvermögen prinzipiell unverkennbare „Lebenskraft", die in allem Lebendigen steckt. Das heißt also, daß diese Lebenskraft die Heilung bewirkt.

Solange aber niemand imstande ist, einen anderen zu heilen, kann man in Wahrheit auch noch nicht von einer „Heilwissenschaft" reden, und man kann es nur Patientenfang nennen, wenn in der Presse nicht approbierte Naturheiler als „Kurpfuscher" beschimpft werden. Der Arzt verlangt ja Bezahlung nur für „ärztliche" Behandlung, nie aber für „Heilbehandlung". Dies sagt ja alles.

Es ist ferner genug bekannt, daß alle Maßnahmen, die sich im Heilwesen erhalten haben wie Kaltwasseranwendung, Luft- und Sonnenbäder usw. nie von den Medizinern, sondern immer nur vom Volke ausgegangen sind. So sagt auch H. Weiß in einem Artikel „Diät als Vorbeugung" in obiger Zeitschrift am 15. Febr. 1933: „Es muß zugestanden werden, daß es Laienkreise und Laienmediziner waren, die zuerst die Wichtigkeit der richtigen Ernährung des normalen Organismus erkannt haben."

In allem aber brachte die Medizin solchen Volksschöpfungen so lange, bis sie deren Anwendung nicht mehr ausweichen konnte, Widerstand entgegen. Erst dann, wenn sie glaubte, nachgewiesen zu haben, daß sie Schöpfungen der Medizin waren, befaßte sie sich damit. So wird es auch mit meiner Heilart werden. Man bekämpft sie, weil sie das wissenschaftliche Ansehen und die wirtschaftlichen Interessen der Medizin natürlich nicht fördert. Das Urteil darüber überlasse ich den Lesern.

Möge dieses Buch der Anlaß werden, daß man den Darmstörungen größeres Interesse entgegenbringt als bisher, und daß die Volksgesundheit endlich auf die jetzt leicht erreichbare, natürliche Höhe gebracht wird.

Schmunzeln Sie schon? 1933 waren also diese Worte geschrieben worden! Hat sich was geändert?

Na, lesen wir doch mal weiter:

„Warum gibt es so viel Ungeheilte?"

Wer krank ist oder Beschwerden hat, will von diesen und besonders von Schmerzen befreit sein. Fälschlich denkt man, Aufhören der Schmerzen sei Heilung und glaubt ebenso unrichtig, es gäbe besondere Mittel, welche diese bewirken.

Der Glaube nicht, nur das Verstehen
zeigt Dir zur Heilung Deinen Weg.

Und zu diesem Verstehen ist wirklich nicht mehr nötig als dieses leichtverständlich geschriebene Buch lehrt. Ein Nachschlagebuch kann es aber schon deshalb nicht sein, weil doch wohl alle Erkrankungen aus ein und derselben Ursache entstehen. Man muß demnach kennenlernen, in wie fast unendlich vielseitigen Arten sich dieselbe im ganzen Körper auswirken kann. Dann bekommt man von seinem Zustand von selbst den richtigen Begriff, und man weiß auch, was dagegen am wirksamsten ist.

Dr. St. Paczkowski sagt in einer seiner medizinischen Schriften: „Was helfen alle die Heilmethoden, alle Bäder und Kurorte, wenn man das Übel nicht an der Wurzel faßt? Da streitet man, welche Heilmethode die richtigere und wahre und welche die wirklich rationelle ist. Sind sie nicht alle mit der Tätigkeit des Flickschneiders zu vergleichen?" Der Flickschneider sieht aber wenigstens den Defekt. In der Heilbehandlung wird er und seine Ursache jedoch nur selten richtig beurteilt. In seinem neuzeitlichen für Ärzte geschriebenen Werk „Grundlagen der Heilungsvorgänge" sagt Chefarzt Otto Loofe: „Wir wissen, aufrichtig gesagt, nichts über die Vorgänge, die sich bei der Heilung abspielen und sind noch nicht über die allerbescheidensten Vermutungen hinausgekommen; und schon jetzt glaubt ein großer Teil der Menschheit auf manchen Gebieten – namentlich innere Krankheiten – nicht mehr an unsere Kunst, und aus der Unmöglichkeit, dem Kranken den Vorgang der Heilung zu erklären, ergibt sich das immer geringer werdende Zutrauen zur Ärzteschaft."

Über Krebsheilungen las ich dann folgendes in dem Buch:

Junker verweist auf E. Freund, der sich schon seit vielen Jahren mit dem Krebsproblem beschäftigte und die Ansicht vertrete, daß bei der Entwicklung und dem Wachstum des Krebses der *Stoffwechsel* eine große Rolle spiele. Es hänge ganz von der Widerstandsfähigkeit des Organismus ab, ob und wann der Krebs auftrete. Es müßten also spezielle Abwehrkräfte dagegen im Organismus vorhanden sein. Freund und Kaminer hätten nachgewiesen, daß Blut- und Organextrakte von gesunden Menschen Krebszellen aufzulösen und zu zerstören vermögen, während Blut und besonders Krebsextrakte von Krebskranken die Krebszellen begünstigen. Freund verweise das Hauptaugenmerk auf die *Darmtätigkeit.*

In der Sitzung der Gesellschaft der Ärzte in Wien vom 16. 1. 31 erklärte H. Hecht, er glaube – und die Ergebnisse der letzten zwanzig Jahre hätten diese Ansicht bestätigt –, daß vielleicht durch Übertragung gesunder Stoffe (Säfte) von gesunden Menschen auf Krebskranke eine Heilung zu erwarten sei.

A. Becker („Bakteriologische Untersuchungen", Hippokrates Verlag Stuttgart) fand, daß bei allen Arten von Krebskrankheiten, z. B. des Magens, des Darmes, der weiblichen Geschlechtsorgane, der Bronchien und der Leber stets auffallend krampfhafte Zustände der *Dickdarmmuskulatur* vorhanden waren. Die roten Blutkörperchen waren immer sehr stark vermindert, teils bis auf zwei Millionen, auch die Kolibakterien waren giftig geworden und wirkten demnach *stark hämoglobinzerstörend.* Es kann also auch danach die Ursache der Krebskrankheiten nur in anhaltend zu *starker Übergiftung des Blutes bzw. in Blähungsansammlungen* liegen. Becker beschreibt darin zwei Fälle von Selbstheilung des Krebses nach vorausgegangenen Operationen, die von den betreffenden Ärzten als erfolglos bezeichnet wurden. Aus Gründen, über welche Becker leider nichts Näheres sagt, ergab sich, daß die *Darmbakteriengifte plötzlich an Giftgehalt* viel verloren hatten. Die Kolibazillen waren nicht mehr hämoglobinzerstörend. Eine zweite Untersuchung des Kotes ergab eine weitere Entgiftung der Darmflora und bald waren beide Patienten geheilt. Nach seiner Ansicht geht der Krebs zurück, wenn die durch Darmbakterien erfolgende Übergiftung beseitigt wird. Er vermutet, daß aus der Blutbeschaffenheit mit ziemlicher Sicherheit der entstandene oder kommende Beginn des Krebses feststellbar sei. Nach Operationen und Bestrahlungen seien die hämoglobinzerstörend gewordenen Kolibakterien nicht wieder in ihren natürlichen Zustand zurückzubringen gewesen und waren infolge von Nachbestrahlungen und Operationen sogar viel zahlreicher. *Die Bestrahlungen hätten also die Giftigkeit der Darmflora stark erhöht.* Durch die Bestrahlungen werde die Abwehrkraft des Organismus so geschwächt, daß er auch im übrigen der Tummelplatz aller möglichen Krankheitserreger werde. Es handele sich beim Krebs um eine Selbstvergiftung, die nur durch Entgiftung zu heilen sei. Er betrachte nicht die Krebsgeschwulst, sondern die Blutarmut und Schwäche als das erste Anzeichen der Krebskrankheit, und diese gingen vom Magendarmkanal aus – z. B. Widerwillen gegen Nahrung und übermäßige Gasbildung. Die Heilung des Krebses und die Verbesserung des Allgemeinbefindens gehen parallel mit der Umbildung der Darmflora ins Normale, ebenso wie fast allen Infektionskrankheiten mehr oder weniger starke Störungen im Darm infolge der Giftzunahme in diesem vorausgehen. *Bei jeder Erkrankung sei in erster Linie die Darmflora zu bessern.*

Dafür, daß der Krebs nur bei außergewöhnlich großer Blutverderbnis möglich ist, brachte Kortzahn vollen Beweis. Er ließ Krebsgeschwülste in seinen eigenen Körper übertragen. Nach einigen Tagen aber wurde schon festgestellt, daß die krankhaften Gewebe wieder abgefallen waren, ohne eine Erkrankung des Körpers zu hinterlassen.

W. Ebstein erzielte schon durch geringe Verbesserung der Darmtätigkeit im bisher erreichbaren Umfang – also ohne Beseitigung vorhandener und Verhütung künftiger Blähungsansammlungen – gute Erfolge auch da, wo durch krebsartige Gebilde der Darm verengt war. Danach darf man wohl annehmen, daß bei Verhütung jeder Blähungsansammlung – also durch gründliche und bleibende Besserung der Darmtätigkeit – in nicht zu weit vorgeschrittenen Fällen sogar Heilung oder wesentliche Besserung, in schlimmeren Fällen wenigstens gelinde Besserung oder Aufhören der Verschlimmerung erreichbar ist.

Nach alledem kann es mir wohl niemand übelnehmen, wenn ich an den Wert der medizinischen Propaganda durch Merkblätter, Ausstellungen, volkstümlich wissenschaftliche Krebsartikel, medizinische gewöhnliche und Rundfunkvorträge nicht glaube.

Jetzt wird auch noch angestrebt, daß Krebskranke sich nur

durch approbierte Ärzte behandeln lassen dürfen. Das Urteil darüber überlasse ich den Lesern.

Seit 1927 besteht ein für die deutsche Volksgesundheit geradezu schädlich gewordenes, den wirtschaftlichen Interessen der Ärzte aber überaus zuträgliches Gesetz zur Bekämpfung der Geschlechtskrankheiten, nach welchem die Prostituierten jetzt wohnen können, wo sie wollen, so daß es ihnen nicht schwerfällt, besonders in großen Städten, sich durch häufigen Wohnungswechsel der ärztlichen Kontrolle zu entziehen. Infolgedessen ist der Schutz der Männer gegen Ansteckung ein gewiß nur sehr geringer. Die Verbreitung der Geschlechtskrankheiten hat deshalb, wie Eingeweihten bekannt ist, seitdem bedeutend zugenommen und deshalb natürlich auch die Inanspruchnahme der Ärzte. Demnach verdient das Gesetz nicht die Bezeichnung, daß sein Zweck die Bekämpfung der Geschlechtskrankheiten sei.

Ein weiterer Nutzen für die Ärzteschaft besteht darin, daß es verboten ist, *Ratschläge zur Selbstbehandlung* der kranken Geschlechtsorgane zu erteilen. Der in diesem Gesetz aufgestellte Begriff „Krankheiten und Leiden der Geschlechtsorgane" umfaßt alle Erkrankungen und krankhaften Bildungen oder Veränderungen (auch Verlagerungen, Senkungen und Knickungen der Gebärmutter, Mißbildungen usw.) der zur Zeugung dienenden männlichen und weiblichen Geschlechtsorgane. Die Erteilung von Ratschlägen zur Selbstbehandlung ist zwar nicht strafbar. Ein Buch aber, aus dessen Inhalt sich raffiniert eine in Wirklichkeit gar nicht berechtigte Auslegung in der Art herausklügeln läßt, als ob darin Ratschläge zur Selbstbehandlung enthalten seien, wird sofort beschlagnahmt. Ich darf deshalb auch nichts über die Krebserkrankung dieser Organe sagen. Nicht verboten aber ist es, über den Krebs der weiblichen Brüste zu sprechen. Aber schon bei diesem Leiden, das sich – wie schon bemerkt – doch von allen Krebskrankheiten am leichtesten feststellen läßt, sind die Leistungen der Medizin unglaublich gering. Nur auf eine Äußerung eines wohl nicht unbedeutenden Mediziners sei hingewiesen:

Hofrat Funke spricht seine Überraschung aus über zwei besondere Fälle von Brustkrebs. Er sagt da: „Innerhalb eines Monats kamen zwei Patientinnen zu mir, die ich vor 11 bzw. 8 Jahren wegen Krebs an je einer Brust operiert hatte. Neubildungen waren an jeder dieser Brüste nicht erschienen. Dafür hatte sich bei jeder Patientin der Krebs an der anderen Brust entwickelt. Trotz sofortiger Operation und entsprechender Behandlung nahmen diese beiden Fälle einen ungeahnt bösartigen Verlauf. Die eine Patientin lebte nur noch ein Jahr, die andere (bloß noch) eineinhalb Jahre." Funke bezeichnet es als schwer erklärlich, daß die vor 11 bzw. 8 Jahren ausgeführten Operationen je an der einen Brust so gut verliefen, während die späteren an je einer anderen Brust so rasch zum Tode führten. Die Antwort auf diese damit von Funke aufgeworfene Frage ist ja nicht schwer. Bei den ersten Operationen war die allgemeine Blutverderbnis und die allgemeine Erkrankung des ganzen Körpers eben noch lange nicht so weit vorgeschritten als bei der zweiten, und deshalb wurden diese zwei ersten Operationen so lange Zeit überstanden. Die bei der zweiten Operation in Betracht kommende weitere Blutverderbnis war aber unverkennbar so groß und die Kraft der Selbstheilorgane so sehr geschwächt, daß der Arzt das Leben nicht mehr erhalten konnte.

Adernverkalkung
Arteriosklerose ist die bis zur Verhärtung fortgeschrittene und mit großen Beschwerden, oft sogar mit unerträglichen Qualen verbundene Verschlämmung der Adern.

Nach der Statistik der Lebensversicherungen sterben bei uns etwa ein Fünftel der Männer und ein Dreißigstel der Frauen daran. Der Weltkrieg aber lehrte, daß sogar von den gefallenen Soldaten unter dreißig Jahren – wie sich bei Leichenöffnungen ergab – schon fast ein Drittel an vollendeter Verkalkung litten, ohne es je bemerkt zu haben. Dies zeigt, daß die Verschlämmung der Adern auch weit über den natürlichen Umfang hinausgehen kann, ohne daß fühlbare Beschwerden eintreten. Der Organismus sucht sich eben, den veränderten Verhältnissen soviel als er noch kann anzupassen. Erst, wenn die Grenze seiner Anpassungsfähigkeit überschritten ist, beginnen die Beschwerden. Eine scharfe Grenze zwischen normaler Verschlämmung und beginnender Verhärtung läßt sich nicht ziehen.

Die Adernverkalkung entsteht gewiß nur aus Blähungsansammlungen, an denen Männer viel mehr leiden als Frauen, sie ist am häufigsten in der Großstadt und nur selten auf dem Lande. Starke, körperliche Arbeit, wie sie Bauern, Handwerker usw. leisten und wobei nur wenig Blähungen zurückbleiben, verhindern das Leiden. Welche Bedeutung die Blähungen bei dieser Krankheit haben, lehrt uns die Tatsache, daß die Arterien des Gehirns – also die Arterien des oberen Blutkreislaufs, wo die Blähungen am meisten schaden – am häufigsten verkalken. Neigung zum Gehirnschlag ist die Folge davon.

Bei hochgradiger Verschlimmerung der Verkalkung werden die vom Herzen am weitesten entfernten Kapillaren – besonders die an den Füßen – schließlich ganz undurchgängig für das Blut. Es beginnt der Altersbrand, das endgültige, von den Füßen nach oben fortschreitende Absterben. Auch Bismarck starb daran.

A. Kühner sagt, daß besonders bei Adernverkalkung der Stuhlgang eher reichlich sein solle als zu gering. Gerade die Darmtätigkeit sei aber dabei sehr schwach, weil namentlich die Gefäße der Verdauungsorgane erkrankt seien.

A. Becker meint, der Grad der Verkalkung hänge wohl stets von der Dauer der Giftigkeit der Darmbakterien ab. Besserung der Darmtätigkeit mindert diese Gifte aber immer.

Huchard sagt, der Blutdruck hänge ab von den Darmgiften, und Romberg meint, daß hoher Blutdruck bei Arterienverkalkung darauf schließen lasse, daß auch die Nieren sehr krank sind.

Es wurde schon mitgeteilt, daß die Adernverkalkung wahrscheinlich in den Darmkapillaren beginne. Weiterhin dürften die Endstellen des unteren Blutkreislaufes – also die Füße – zunächst in Betracht kommen, wodurch die Bauchaorta am meisten belastet wird. Dies bestätigt auch R. Thoma mit der Angabe, daß die von ihr ausgehenden Schäden drei Viertel der durch die Adernverkalkung im ganzen Körper entstehenden Schäden betragen.

In welcher Schwierigkeit sich bisher die Heilwissenschaft der Adernverkalkung gegenüber befand, zeigt das, was E.

v. Roorden wegen der Verkalkung der Darmarterien sagt. Zunächst wird angegeben, das hervorstechendste Zeichen seien Anfälle ausgebreiteter Bauchschmerzen, mit denen sich bei großer Wucht Vernichtungs- und Ohnmachtsgefühl verbinde, besonders dann, wenn der Schmerz mehr in der Oberbauchgegend, also in der Gegend des Querdarms empfunden werde. Ausgelöst werde er manchmal durch stärkere Mahlzeiten, namentlich durch den Genuß von blähenden Speisen. Andererseits treten die Schmerzen bei manchen Kranken vorzugsweise oder ausschließlich nachts bei horizontaler Lage auf, und die Patienten geben an, sie könnten dem Schmerz nur durch Schlafen in halbsitzender Stellung beikommen. In ausgeprägten Fällen werde der Bauch aufgetrieben, stark gebläht, hart gespannt. Das Zwerchfell steige in die Höhe, der Kranke klage über Atembeklemmung, Herzstechen, Herzklopfen, Pulsbeschleunigung. Als besonders wichtiges Merkmal gelte auffallende Ruhe über den aufgeblähten Darmschlingen (toter Meterorismus), obwohl die Peristaltik nicht völlig stocke. Wenn wieder Kollern und Gurren oder gar Kotentleerungen erfolgen, fühlen sich die Kranken erleichtert und der Anfall sei bald darauf verschwunden. Die Aufblähung betreffe vorwiegend den aufsteigenden Darm.

Mit dem „Mello" (wir nennen es jetzt ANO) scheidet man die Blähungen unhörbar und immer restlos aus, so daß alle Ansammlungen vermieden werden.

Ich zitiere: „Der Mello (ANO) läßt nur Blähungen entweichen, aber nicht den Überdruck, wie sich aus folgendem erklärt. Das Vorhandensein von Blähungen verstärkt den Überdruck und nur diese Druckverstärkung schiebt den

Mello (ANO) so weit nach außen, bis die Blähungen zwischen den Gasaustrittsöffnungen und den Gesäßbakken ins Freie dringen. Dann zieht die Kraft des Schließmuskeln den Mello (ANO) wieder so weit nach innen, bis sich die Gasaustrittsöffnungen erneut an die Haut anlegen und dadurch den After zur Erhaltung des Überdrucks wieder abschließen. Dies ist von größtem Wert für die Gesundheit.

Weil der Kot nicht mehr übermäßig zersetzt und überfault wird, haben die Gase fast keinen Geruch mehr. Außerdem könnte man anderen höchstens beim Sitzen unangenehm werden. Dabei sind die Beine, wie schon öfters betont wurde, angezogen und der Darm wird dadurch so zusammengedrückt, daß die Blähungen bei Gebrauch des Mello (ANO) nur in winzigen Mengen austreten, so daß auch deshalb kein anderer etwas bemerkt. Auch beim Stehen braucht man nichts zu befürchten. Denn die Blähungen sammeln sich doch nie mehr zu größeren Mengen an. Meistens schon am nächsten Tag nach Ingebrauchnahme des Mello (ANO) beginnt eine außerordentlich reichliche Entleerung, die aber immer höchstens 10–12 Tage anhält. Denn länger dauert es nicht, bis der alte Kot, der sich in den Nischen des Dickdarms angesammelt hat, ausgeschieden ist. In dieser Zeit geschehen die Entleerungen täglich meistens drei- bis fünfmal, in manchen Fällen sogar noch viel öfter. In dieser Zeit aber sei man anderen gegenüber wegen Geruch doch etwas vorsichtig.

Sobald die alten Kotmassen entfernt sind, kann man natürlich nicht mehr ausscheiden als die tägliche Nahrung erfordert. Man begnüge sich aber trotzdem nie mit nur einmaliger Entleerung pro Tag. Es geht dann sicher immer mehrmals.

Die Entleerung erfolgt nun stets von der Dickdarmschlinge aus, und Kotansammlungen gibt es nicht mehr. Manche sagten mir in meinen Vorträgen, sie könnten nicht verstehen, wie der Mello (ANO), der doch nur einige Zentimeter in den Mastdarm ragt, die hoch darüber liegenden Kot- und Gasmassen herunterziehen könne. Dies tut er freilich nicht. Er macht den Blähungen nur den Ausgang frei. Alles andere macht die bald wieder zunehmende Kraft des Darmes.

Der erste Erfolg des Mello (ANO) ist das Verschwinden der Gaswolken und damit lassen sofort alle Druckspannungen und Beschwerden nach, besonders bei Herzleiden. Die Gasschicht im Querdarm zwischen dem Kotstrang und der oberen Darmwand verschwindet, der Darm zieht sich auf seine natürliche Weite zusammen und die Muskeln können den Kotstrang allseitig umfassen und afterwärts bewegen. Die ganze Darminhaltsbewegung erfolgt nun viel schneller. Weil nur noch frischer Kot im Darm ist, können sich die uns nur schädlichen Bakterien nicht mehr in ihm erhalten und neue können sich nicht mehr ansiedeln. Die Kolibakterien werden wieder gesund, ihre Menge nimmt wieder zu. Sie können zur Verdauung wieder genug beitragen. Sie bleiben nach ihrem Absterben nicht mehr so lange im Darm zurück und vergiften und erkranken die lebenden nicht mehr. Der Nährboden für die Darmflora bessert sich. Die Entzündung der Darmschleimhaut läßt nach, und ihre Kraft, artfremde und schädliche Bakterien, deren Eindringen durch Einatmung wir nicht verhindern können, zu töten, lebt wieder auf…"

Soweit die Informationen über das Mello.

Hören wir doch mal weiter, was der Autor uns noch zu sagen hat: „… den Kranken zu helfen", schrieb Geh. Medizinalrat Dr. Karl Richter in der Zeitschrift ‚Der Volksarzt' von 1931, „dazu gehört eine Märtyrernatur", ohne approbierter Arzt zu sein.

In welcher Art gegen die nicht von den Ärzten stammenden Heilweisen vorgegangen wird, zeigt die Reklamemarke der ärztlich geleiteten Deutschen Gesellschaft zur Bekämpfung des Kurpfuschertums. Auf dieser steht ein Vers. Er lautet:

> Gesundheitspflege lehren,
> Dem Aberglauben wehren,
> Betrug und Schwindel lichten,
> Kurpfuschertum vernichten.
> Helft uns in diesem Kampf.

Die Gesellschaft gibt eine Zeitschrift mit dem vertrauenerweckenden Titel: ‚Der Gesundheitslehrer' heraus. In dieser Zeitschrift hat sie auch mich (den Autor) und damit auch meinen Mello angegriffen und mich noch dazu einen ‚Heilpraktiker' genannt, obwohl sie doch wissen muß, daß ich noch nie jemand behandelt habe. Von den vielen mir zugegangenen Heilberichten, in denen oft gesagt ist, daß der Mello gründlich hilft, daß die durch ihn vergangenen Leiden nie mehr wiedergekehrt sind und vorher alle ärztliche Kunst versagte, will sie nichts wissen. Sonst hätte sie diese doch längst bei mir einsehen lassen können, auch dann, wenn sie den Nutzen der Darmentgasung nicht begreifen kann.

Nach der auf der Reklamemarke fettgedruckten Zeile würde diese Gesellschaft also hauptsächlich danach streben, die Ärzte entbehrlich zu machen. Aber warum bekämpft sie dann die dazu gehörige unhörbare und dadurch immer unbehinderte Darmentgasung?

Will die Gesellschaft dem Aberglauben wehren, dann soll sie doch endlich einmal gegen den Aberglauben an die Arznei auftreten, von dem allerdings nur noch wenig im Volk übriggeblieben ist. Warum ist denn der vielgerühmte Arzneimittelschatz so mangelhaft, daß nicht einmal die vielen jungen, kahlhäuptigen Ärzte ihren Haarwuchs damit wiederherstellen können, während dies durch die Wiederherstellung guter Darmtätigkeit doch so leicht ist?

Und darum reichen die unzähligen Heilmittel nicht aus, das Ergrauen zu heilen, was bei Gebrauch des Mello doch schon so oft gelungen ist? Hat die Gesellschaft noch nicht daran gedacht, daß diese Erfolge der Darmentgasung ein untrüglicher Beweis für eine wirkliche Blutverbesserung sind, und daß diese Blutverbesserung, die sogar die Haare durchdringt, doch erst recht auch alle anderen Organe des Körpers durchdringen muß und entweder ganze Heilung oder wenigstens große Besserung bewirkt?

Betrug und Schwindel lichten konnte die Gesellschaft sehr wohl, wenn sie die Medizinalbehörden veranlaßte, alle diejenigen Inserenten zu verfolgen, welche nur Mittel anpreisen, die den Kranken gar nichts, den Ärzten aber dadurch helfen, daß die Kranken ihre Leiden immer schlimmer werden lassen, so daß sie schließlich doch ihre

Abneigung gegen den Arzt überwinden und ihn beanspruchen.

Kurpfuschertum will die Gesellschaft vernichten!? Dann soll sie all denen das Handwerk legen, welche Kranke wohl behandeln, die Krankheitsursache aber weiter bestehen lassen und die Kranken damit zu Dauerpatienten machen.

Das Aufhören der Verstopfung bei Gebrauch des Mello (ANO) widerspricht natürlich den wirtschaftlichen, ärztlichen Interessen. Deshalb werden manche wünschen:

> Verstopfung zu erhalten
> Den Jungen und den Alten,
> Daß noch mehr Patienten
> sich nur an Ärzte wenden –
> helft zu dem schönen Sieg.

Weiterhin werden viele nicht verstehen, warum die Presse nicht von sich aus dazu mithilft, daß der Mello (ANO) allgemein bekannt wird. Dem steht aber entgegen, daß alle Jahre viele Tausende neuer Heilmittel geschaffen werden, wovon nicht wenige wegen ihrer angeblich guten Wirkung auch von medizinischen Autoritäten außerordentlich gerühmt werden, sich aber ebenso – wie die meisten anderen – bald als unbedeutend herausstellen und wieder für immer verschwinden. Und dann ist die Presse doch auch aufs Verdienen angewiesen und kann sich nicht die Kundschaft der vielen Kurorte als Inserenten verderben.

Aber auch bei den Anhängern der vielen verschiedenen Heilverfahren ist für den Mello (ANO) nur schwer Verständnis zu erwarten, weil die meisten davon glauben, daß nur ihr Verfahren richtig sei.

So bleibe ich als Zweiundsiebzigjähriger (der Autor) ausschließlich auf meine eigene, glücklicherweise noch volle Arbeitskraft angewiesen, um für meine Sache das Nötige zu tun und immer mehr Mitarbeiter zu gewinnen, welche belehrende Vorträge halten und sie bekannt machen. Außerdem helfen mir erfreulicherweise viele Leser meines Buches, indem sie es anderen leihen.

Daß mit der immer ungehinderten Ausscheidung der Blähungen nichts geschadet werden kann, darüber ist sich wohl jeder klar. Und wer vielleicht glaubt, daß Afterröhrchen etwas schaden könnten, lasse sich in irgendeinem Sanitätsgeschäft die verschiedenen Arten von Hämorrhoidenpessaren zeigen. Könnten diese auch nur im geringsten etwas schaden, so wären sie nie dem freien Handel ohne ärztliche Verordnung überlassen worden. Und das Deutsche Patentamt, das doch nur den wirklich bedeutenden Fortschritt mit dem Patent auszeichnet, hätte den Mello (ANO) nicht patentiert, wenn irgendein Nachteil aus seiner Benützung entstehen könnte. Der Bericht des Herrn Branth in Hamburg, wonach er seit Ingebrauchnahme des Mello (ANO) vor neun Jahren keinen Arzt mehr brauchte und der des Herrn Stupp, daß er seit Benützung des Mello (ANO) nach vieljährigem Kranksein und erfolgloser Behandlung seit ebenfalls neun Jahren nie wieder Beschwerden hatte, und die vielen anderen Heilberichte sollten doch wohl jeden überzeugen, daß der Mello (ANO) nur zu empfehlen ist.

> Der Mello (ANO) macht verdorbenes Blut
> bei Alt und Jung bald wieder gut."

Lieber Leser, sicher wundern Sie sich schon die ganze Zeit, warum ich so ausführlich aus dem Buch zitiere.

Der Mello war viele Jahrzehnte wieder in Vergessenheit geraten, bis ich auf das Anoröhrchen stieß und es vielen Kranken empfahl. Die Reaktion war umwerfend. Keiner hatte etwas Nachteiliges zu berichten. Im Gegenteil, ich wurde so inständig gebeten, doch öffentlich bekannt zu geben, wie toll ein Anoröhrchen sei. Es also dem Volke mitteilen!

Mit Freunden bin ich 1993 dieser Aufgabe nachgekommen, nicht wissend, daß mir folgendes passieren würde:

Der Verband „Sozialer Wettbewerb e.V." schickte mir eine Abmahnung. Wörtlich heißt es zu Anfang: „Der Verband Sozialer Wettbewerb e.V. ist ein eingetragener Verein, zu dessen satzungsmäßigen Aufgaben die Wahrung der gewerblichen Interessen seiner Mitglieder (Wer sind wohl diese Mitglieder? Ich glaube, das erraten Sie, lieber Leser, selber?!), insbesondere die Achtung darauf gehört, daß die Regeln des lauteren Wettbewerbs (es werden nur Dinge angezeigt, die ohne Nebenwirkungen sind) im geschäftlichen Verkehr eingehalten werden."

1931 erhielt der Erfinder vom Mello schon eine saftige Strafe.

Jetzt haben wir 1993!

Lesen Sie, was mir passiert ist, dann begreifen Sie zum Schluß, warum wir nicht mehr wissen, wie wir gutes Wissen an die Öffentlichkeit bringen sollen.

Übrigens, die Creme ist auch einmalig!

Wir sind in den Untergrund gegangen und helfen so den Menschen.

VERBAND SOZIALER WETTBEWERB E.V.

Telefon: (0 30) 3 24 20 50
Telefax: (0 30) 3 24 98 03
Berliner Bank 1 11 95 70 300
(BLZ: 100 200 00)
Bürozeit: Mo.–Fr. von 9.00–16.00 Uhr
Besprechungen nur nach Vereinbarung

Verband Sozialer Wettbewerb e.V. · Kantstraße 100, 1000 Berlin 12

Unser Zeichen: al
Berlin, den 15. März 1993
Betrifft: Ihre Werbung

Firma

Genius Versand

Postfach 47 01 12

W-4400 Münster

Sehr geehrte Damen und Herren,

der Verband Sozialer Wettbewerb e.V. ist ein
eingetragener Verein (AG Charlottenburg
Nz 5155), zu dessen satzungsmäßigen Aufgaben
die Wahrung der gewerblichen Interessen seiner
Mitglieder, insbesondere die Achtung darauf
gehört, daß die Regeln des lauteren Wettbewerbs
im geschäftlichen Verkehr eingehalten werden.
Die Befugnis zum Tätigwerden folgt aus § 13
Abs. II UWG (§ 12 Abs. I RabattG; § 2 Abs. I Zuga-
beVO; BGH WRP 82, 270 – Barauszahlungsscheck;
BGH WRP 82, 411 – Sonnenring; BGH WRP 85, 19 –
Mischverband II).
Sie werben in der Zeitschrift DER NATURARZT
Nr. 3/1993 auf Seite 102 für ein sogenanntes
„Ano-Darmröhrchen", indem Sie dieses als hilf-
reich bei einer ganzen Reihe von Leiden anprei-

sen. Damit messen Sie dem Röhrchen die Wirkung eines Allheilmittels bei. Das aber ist regelmäßig irreführend im Sinne von § 3 Nr. 2 a HWG. Darüber hinaus verstoßen Sie auch gegen § 12 Abs. 1 HWG, denn die Anwendungsgebiete „Anämie", „Leberstörung" sowie „Erkrankungen der blutbildenden Organe" unterliegen außerhalb der Fachkreise einem generellen Werbeverbot.

Ferner werben Sie für „Bisoun"-Produkte und preisen diese mit der Behauptung „verjüngt" und „glättet". Das aber ist eine weit übertriebene Wirkungsaussage, denn Sie täuschen damit eine Wirkung des Mittels vor, die so nicht gegeben ist. Darüber hinaus kann das Mittel auch einmal vorhandene Falten nicht verschwinden lassen. Ihre Werbung verstößt deshalb gegen § 27 Abs. 1 LMBG.

Damit verhalten Sie sich wettbewerbswidrig. Wir fordern Sie auf, eine rechtsverbindliche Unterlassungserklärung bis zum

25. März 1993

eingehend beim Verband abzugeben, wobei Sie sich des beigefügten Formulars bedienen können.

Sollten Sie diese Frist nicht einhalten, besteht Veranlassung, gerichtliche Hilfe auf Unterlassung in Anspruch zu nehmen. Eine Fristverlängerung kann der Verband wegen der Eilbedürftigkeit, der wettbewerbsrechtliche Ansprüche unterliegen, nicht gewähren. Die Übermittlung der Unterlassungserklärung per Telefax ist nicht ausreichend; die Gefahr der Wiederholung wird nur durch ein mit einer Unterschrift versehenes Schriftstück ausgeräumt, das dem Verband im Original zugeht (§ 781 BGB). Wir weisen ausdrücklich darauf hin, daß die Wiederholungsgefahr und damit der Anlaß für gerichtliche Schritte nur durch eine strafbewehrte Unterlassungserklärung ausgeräumt werden kann, wobei die Vertragsstrafe zugunsten des Verbandes und ausdrücklich auch für den Fall der Zuwiderhandlung durch Erfüllungsgehilfen zu versprechen ist. Der Verband sieht sich nicht in der Lage, ein unbeziffertes Vertragsstrafeversprechen, insbesondere ein Versprechen zu akzeptieren, durch das die Bestimmung der Höhe der Vertragsstrafe im Verwirkungsfall den Beteiligten oder Dritten (z.B. einem Gericht) vorbehalten wird. Die bloße Änderung oder das Unterlassen der beanstandeten Maßnahme oder auch das Versprechen, so nicht mehr zu handeln, reichen nach ständiger Rechtsprechung nicht aus.

Nach § 683 BGB sind Sie verpflichtet, uns einen Teil der durch diese Abmahnung entstandenen Kosten zu erstatten. Dies entspricht der Rechtsprechung des Bundesgerichtshofes (GRUR 84, 129 – „shop-in-the-shop"), OLG Frankfurt, Urteil vom 25. Juni 1987 – 6 U 67/86 – Magazindienst 87, 921. Bitte zahlen Sie den Betrag von DM 184,00 (DM 160,– zuzüglich 15% MwSt. = DM 24,00) auf unser Konto Berliner Bank 1119570300 (BLZ 10020000) bis zum

1. April 1993.

Mit vorzüglicher Hochachtung

Angelika Lange

Verband sozialer Wettbewerb e.V.

UNTERLASSUNGSERKLÄRUNG

Wir, die unterzeichnete Firma

a _____

(vollständiger Firmenname, bei Einzelfirma mit Vor- und Familiennamen)

b _____

(Name des Geschäftsführers oder des Vertretungsbefugten obiger Firma)

c _____

(vollständige Anschrift)

(Bitte unbedingt ausfüllen, in Übereinstimmung mit dem Eintrag im Handelsregister oder örtlichem Gewerbeverzeichnis)

verpflichten uns gegenüber dem Verband Sozialer Wettbewerb e.V., Kantstraße 100, 1000 Berlin 12,

1. es zu unterlassen, im geschäftlichen Verkehr zu werben:

   a) für ein sogenanntes „Ano-Darmröhrchen":

      aa) „... kann schon nach einer Nacht Blähungen wegzaubern",

      bb) „Nebenwirkungsfrei können erstaunliche Ergebnisse bei Hämorrhoiden, Verdauungsproblemen wie Verstopfung, Durchfall, Darmträgheit, Anämie, Leberstörung, bei Erkrankungen der blutbildenden Organe erzielt werden. Durch die Verhinderung des Fäulnisprozesses im Darm kann der Stoffwechsel verbessert und damit das Immunsystem unterstützt werden.",

cc) „Durch Blähungen hervorgerufene Herz- und Magenbeschwerden können gänzlich verschwinden",

dd) „Oft können auch Depressionen verschwinden.",

ee) „Gärgase können nicht mehr zum Gehirn steigen.",

ff) „Dies alles vermag ein kleines, unzerbrechliches Darmröhrchen",

gg) „Die Anwendung ist völlig problemlos, die Funktion einfach, die Wirkung erstaunlich",

hh) außerhalb der Fachkreise:
„bei . . . Anämie",

ii) außerhalb der Fachkreise:
„bei . . . Leberstörung",

jj) außerhalb der Fachkreise:
„bei Erkrankungen der blutbildenden Organe",

b) für sogenannte „Biosun"-Produkte:

aa) „Die Zellen Ihrer Haut können . . . verjüngt werden",

bb) „Hautgewebe im Gesicht, am Bauch und Beinen können gestrafft und geglättet werden",

cc) „. . . verjüngt";

2. für jeden Fall der Zuwiderhandlung – auch für den Fall der Zuwiderhandlung durch Erfüllungsgehilfen – gegen jede der unter Ziffer 1a) oder 1b) sowie deren Unterpunkte aufgeführte Verpflichtung an den Verband Sozialer Wettbewerb e.V. eine Vertragsstrafe von DM 6000,00 zu zahlen;

3. dem Verband Sozialer Wettbewerb e.V. entsprechend §§ 1004, 683 BGB einen angemessenen Anteil der Aufwendungen für die Rechtsverfolgung von DM 184,00 (DM 160,– zuzüglich 15% MwSt. = DM 24,00) zu erstatten.

Datum: 25. 3. 1994

(Stempel) (rechtsverbindliche Unterschrift)

Nach all den vielen Jahrzehnten hat sich bei uns nichts geändert. Gutes wird immer bekämpft!

Aber es setzt sich trotzdem durch!

Von Mensch zu Mensch bleiben wir menschlich, sonst wäre die Spezies Mensch bestimmt schon lange ausgestorben.

Wenn Sie, lieber Leser, durch dieses Buch Erfolg gehabt haben, geben Sie das Wissen weiter. Viele werden dankbar sein.

Natürliche Verjüngung

Ich möchte Ihnen diesen Artikel aus dem Buch „Heilung ganz von selbst" von R. Kirchhoff von 1933 nicht vorenthalten. Wollen wir doch alle jünger bleiben oder zumindest so aussehen. Und es ist schon eine lustige Sache, wenn man liest, daß man damals schon den Stein der Weisen gefunden hatte. Nur leider hatte der Autor wieder seine Schwierigkeiten mit der Verbreitung, weil die Anwendung, um länger jünger auszusehen, zu billig ist. Hätte er vielleicht viel Geld genommen, hätten viele Menschen damit angefangen.

Doch lesen mir mal selbst:

„Natürliche Verjüngung annähernd bis zu dem unseren natürlichen Lebensablauf und unserem Alter entsprechenden Zustand ist durch Blutverbesserung zweifellos nicht nur in bedeutendem Umfang möglich, sondern auch nicht schwer zu erreichen, wenn die Kapillaren nicht schon allzusehr verschlämmt, das vorzeitige Altern also nicht schon zu weit vorgeschritten ist.

Krankheit verschwindet, Abgemagerte nehmen durch Blutverbesserung zu, Korpulente werden schlank, denn alles ändert sich dann zum Normalen.

A. Lorand verweist in seinem Buch ‚Das Altern‘ auf den Irländer Thomas Parr, welcher 152 Jahre alt wurde und gewiß noch länger gelebt hätte, wenn er nicht auf Befehl des Königs nach London gebracht worden wäre, wo man ihn mit den feinschmeckendsten Speisen ernährte, offenbar Fleisch, Fische, Eier, feine Gebäcke und sonstige, die Tafel der Reichen kennzeichnenden Nahrungsmittel, die freilich leichtverdaulich sind, aber zu wenig Gase machen, welche den Kot auflockern und die nach dem Lehrsatz, daß alles, was die Verdauung erleichtert, die Entleerung erschwert, und daß alles, was die Verdauung erschwert, die Entleerung erleichtert, bald zur Verstopfung usw. führen.

Voriges Jahr las ich eine mir leider verlorengegangene Zeitungsnotiz, daß in Ostdeutschland oder in einem der angrenzenden Länder ein Mann lebe aus der Zeit Friedrichs des Großen, also auch ein 150jähriger. Und wiederholt berichteten in der Neuzeit die Zeitungen vom Tod der Veteranen Napoleons, also auch 120 bis 130 Jahre alt gewordene Männer.

Zieht man in Betracht, daß alle diese Leute doch auch mehr oder weniger an Blähungsansammlungen litten, welche doch immer früher altern lassen als es normal ist, so darf man gewiß annehmen, daß sie ein noch höheres Alter erreicht hätten, wenn sie ihren Darm davon hätten freihalten können.

Mit vollem Recht, aber auch mit großer Befriedigung

kann ich als Zweiundsiebzigjähriger auf meine Verjüngung hinweisen. Während ich in meinen fünfziger Jahren immer erschöpft und hinfällig war, und höchstens zwei bis drei Stunden arbeiten konnte, so daß ich von meinen Angehörigen oft scherzweise zuhören bekam: ‚Jeden Tag dasselbe Lied: Immer ist der Vater müd!' arbeite ich jetzt nicht nach dem gesetzlichen Achtstundentag, sondern sogar manchmal 15 bis 18 Stunden und entsprechend meinem Temperament durchaus nicht gemächlich. Zwölf- bis vierzehnstündige Hochgebirgstouren, z. B. auf den über 2100 m hohen Pilatus am Vierwaldstätter See mit kurzer Mittagsrast zurückzulegen, ermüdet mich noch lange nicht bis zur Grenze der Leistungsfähigkeit. Und auf meinen Vortragsreisen wurde ich oft, nachdem ich vorher erst nach Mitternacht ins Bett konnte, frühzeitig durch Besucher zum Aufstehen veranlaßt, empfing bis Mittag ununterbrochen Besuche, hielt nachmittags und abends mehrstündige Vorträge und mußte wieder bis nach Mitternacht über allerlei Auskunft geben, blieb aber immer frisch und dies alles trotz meines Herzklappenfehlers, der die Leistungsfähigkeit doch unabänderlich und wesentlich mindert.

Diese Tatsachen mögen allen denen zum Troste dienen, welche fürchten, daß an ihren Alterserscheinungen nichts mehr zu ändern sei.

> Frisches Blut gibt Selbstvertrauen,
> läßt wieder fröhlich vorwärts schauen!

Und mit Aufhören der Blähungsansammlungen entsteht ja wieder viel besseres Blut und: Gutes Blut macht alles gut."

Die einzig richtige Schönheitspflege

Ebenso wie es keine Arznei gibt, mit der man Krankheiten heilt, so gibt es auch kein Mittel, mit dem man Hautstörungen, die doch auch nur Krankheitserscheinungen sind, beseitigen kann. Wie auch F. X. Mayr und andere aufrichtige Berater sagen, schaden alle Mittel zur Schönheitspflege nur, und zwar deshalb, weil sie den Stoffwechsel der Haut erschweren. Alles, was damit erreicht wird, ist nur Selbsttäuschung und vorübergehend.

Im Abschnitt über Hautstörungen ist schon mitgeteilt, daß diese alle von selbst vergehen, sobald die Haut wieder durch gutes Blut ernährt wird. Sie bekommt dann aber auch ein wirkliches frisches und anmutiges Aussehen, das auf andere einen hübscheren Eindruck macht als eine Haut, die mit irgendeinem der sogenannten Schönheitsmittel verschmiert ist. Die Reklame für solche Sachen hat freilich den Verbrauchern die Meinung beizubringen gewußt, daß man damit ein „interessantes" Aussehen bekommt. Ein solches empfinden aber nur die Verbraucher selbst. Anderen gefällt eine natürliche Frische jedenfalls viel mehr.

Nicht zu verwechseln mit den angeblichen Mitteln zur Schönheitspflege sind solche Mittel, welche gegen das Aufspringen und Rissigwerden der Hände, wie es bei vielem Hantieren im Wasser häufig vorkommt, verwendet werden.

Noch viel wichtiger als körperliche Schönheit ist die Schönheit der Seele. Ein liebes Wesen macht auf Dritte so einen wohltuenden Eindruck, daß nicht einmal unschöne Gesichtsformen beachtet werden. Aber gerade an liebem

Wesen fehlt es ja so vielen. Denn die fortwährend bestehenden Darmstörungen lassen es ja gar nicht aufkommen. Man lese nur unter den verschiedenen Kapiteln und Abschnitten über die Einwirkungen unzureichender Darmtätigkeit auf Geist und Seele. Das schönste Gesicht läßt kalt, wenn es nicht von lieben Augen beseelt ist. Es liegt ja viel Wahrheit in dem Spruch:

> „Die Gattin ist grillig; sie hat alles satt,
> weil sie fast gar keinen Stuhlgang hat."

Unendlich viel Familienglück läßt sich durch gute Darmtätigkeit zurückgewinnen und manche Männer werden dann mit Schiller sagen:

> „Ehret die Frauen, sie flechten und weben
> himmlische Freuden ins irdische Leben."

Das ist also aus dem Buch von 1933 entnommen.

Ich betone nochmals: Gutes Wissen wird nie hochgebracht. Dafür sorgt schon die Chemie!
In unserem Buch haben wir aufgezeigt, wie man wieder gesund werden kann, wenn man krank ist.
Leider müssen wir immer wieder feststellen, daß Menschen bei dem kleinsten Zipperlein umkippen und sich Antibiotika und ähnliches geben lassen. Man klärt diese Menschen einfach nicht auf, wie gefährlich die Medikamente sind.

Zum Schluß meiner Bücher mache ich Sie, lieber Leser, immer auf ein paar ganz wichtige Fremdbücher aufmerksam.

„Teufelskreis – Wenn Antibiotika krank machen"

Das Buch möchte ich am liebsten in jedem Haushalt sehen.

Der Autor schreibt darüber:

„Daß wir Antibiotika für eine Art Zaubermittel halten, ist kein Wunder. Schließlich konnte man mit ihrer Hilfe erfolgreich Krankheiten bekämpfen, die noch im 20. Jahrhundert zahllose Opfer forderten. Außerdem wurde jeder von uns irgendwann schon einmal mit Antibiotika behandelt – und war froh über ihre Wirkung. Aber die Medaille hat auch eine Kehrseite: Die Wundermittel können auch gefährlich werden – lebensgefährlich."

Geoffrey Cannon zeigt in seinem Buch, daß Antibiotika oft mehr Schaden als Nutzen bringen. Relativ unbedacht wird heute mit diesen inzwischen selbstverständlich gewordenen Medikamenten umgegangen: Ärzte verschreiben sie schnell und häufig, und sie wählen gerne den Rundumschlag, die Breitbandantibiotika, statt spezifisch wirkende. Die Folgen sind häufig unerwünschte Nebenwirkungen und – viel schlimmer – die zunehmende Resistenz der Krankheitserreger. Als fatalste Erscheinung treten sogenannte Super-Erreger auf, gegen die es keine Waffen gibt – auch keine Antibiotika. Forschung und Produktion hinken dem Mutationspotential der Erreger nach, und neue Medikamente provozieren wiederum neue Resistenzen: Der Teufelskreis schließt sich!

Cannon durchleuchtet gängige medizinische Behandlungsmethoden, die Probleme des gesetzlichen Regelwerks medizinischer und vor allem pharmazeutischer Bestimmungen und nicht zuletzt die Marktinteressen der Industrie. Er berichtet von Patients, bei denen Antibiotika versagt haben und belegt das immer häufigere Auftauchen rätselhafter – größtenteils nicht behandelbarer – Erkrankungen und ihren Zusammenhang mit der fortlaufenden Entwicklung neuer Medikamente.

Ein Verzeichnis aller wichtigen auf dem Markt befindlichen Antibiotika von A–Z mit ausführlichen Hintergrundinformationen bietet dem Leser die Möglichkeit, sich über die Medikamente, die ihm verschrieben werden können, zu informieren und Chancen und Gefahren selbst einzuschätzen.

Das Buch hat 352 Seiten und kostet 49,80 DM.

Wenn Sie es lesen, sind Sie, lieber Leser, „schlauer" als Ihr Arzt. Er informiert sich in der Regel schon gar nicht mehr darüber, denn wenn er es täte, würde er diese „Bomben" nicht mehr verschreiben können.

„Wunder Mensch"

ist eine Reportage aus dem Innenleben eines Menschen. „Wie ein Moderator, der sein Publikum durch ein phantastisches Traumland führt, so durchwandelt Piero Angela, der Autor, in diesem Buch den menschlichen Körper und entführt den Leser auf eine Reise in die Welt des unendlich Kleinen, wo sich das Leben in bizarren Formen manifestiert, die dem bloßen Auge verborgen bleiben und fast am

Rande des Vorstellbaren liegen. Er bewegt sich zwischen den Zellen des Geruchssinnes – farbenprächtigen Seerosen ähnlich –, steigt dann hinab in die dunklen Furchen der Knochen, dringt schließlich auf der Suche nach dem Odem des Lebens in die Lungenbläschen vor und gleitet auf der glatten Oberfläche der Hornhaut entlang.

Anhand von einzigartigen, mit dem Raster-Elektronenmikroskop aufgenommenen Fotografien erläutert er die Eigenschaften und Funktionen der Zellen und des Gewebes in verschiedenen Teilen des menschlichen Körpers.

Das Ergebnis ist ein Buch, in dem man wie in einem prächtigen Kunstband genüßlich blättert und das man wie einen Roman in einem Stück lesen kann. Eine glückliche Verbindung zwischen Wissenschaft und Abenteuer.

Ich sage Ihnen, wenn Sie dieses Buch gelesen haben, werden Sie endlich Ehrfurcht vor Ihrem Körper haben und es sich sehr lange überlegen, ob sie noch Gifte per Ernährung oder Pillen zu sich nehmen oder nicht.

Ein Großbildband, 238 Seiten, für 78,– DM.

„Mein Weg aus dem Dunkel", von Helen Keller

Kaum zweijährig verlor Helen Keller Augenlicht und Gehör, noch bevor sie sprechen konnte.

Erst mit acht Jahren begann sie mit Hilfe der außergewöhnlichen Pädagogin Anne Sullivan Zugang zur Außenwelt zu finden, lernte schreiben, lesen und sprechen. Helen Keller besuchte als eine der wenigen Frauen ihrer Zeit (1880–1968) die Universität und schloß ihr Studium mit

Auszeichnung ab – eine pionierhafte Leistung für eine Taubblinde.

Helen Keller wurde zur berühmtesten gehörlosen Blinden der Welt. Warum ich ausgerechnet dieses Buch empfehle?

Wenn Sie lesen, wie mühsam sich das kleine Mädchen Dinge aneignen mußte, die wir einfach für selbstverständlich hinnehmen und uns nicht mal beim Schöpfer dafür bedanken, sondern im Gegenteil mit unseren Fähigkeiten oft Schindluder treiben, dann werden Sie, sollten Sie im Augenblick vielleicht krank sein, eine ganz andere Einstellung zu Ihrer Krankheit bekommen.

Das ist sehr wichtig, denn dann können Sie auch wieder gesund werden. Man darf sich nicht mehr so wichtig nehmen, das ist eine Vorbedingung, um sich von Gesundheit wieder „anstecken" zu lassen.

221 Seiten, 29,80 DM.

„Geheimnisse, die das Gesicht verrät"

Es spricht davon: Wie Sie Ihr Gegenüber mit einem Blick einschätzen, seine Stärken und Schwächen erkennen, seine Hoffnungen und Ängste durchschauen können. Auf leicht verständliche und auf unseren Lebensalltag bezogene Weise führt das Buch durch die jahrtausendalte chinesische Kunst des Gesichtslesens. Die Autorin macht den Leser mit den einzelnen Gesichtspartien vertraut und zeigt, wie die unterschiedlichen Merkmale zu deuten sind. Dem schließt sich ein praktischer Teil an, der auf die

Deutung der verschiedensten Gesichtsausdrücke in bestimmten kommunikativen Situationen vorbereitet.

So lassen sich Erkenntnis über das Gegenüber gewinnen: Wie kann ich ihm/ihr vertrauen? Werde ich mit ihm/ihr zurechtkommen? Was erwartet er/sie von mir? Ist er/sie leidenschaftlich, erfolgsgewohnt, ängstlich, zielbewußt…?

Sie werden nur noch staunen.

242 Seiten, 44,– DM.

„Die Mokassins des Indianers"

Sich durchsetzen ohne zu verletzen. Erfolgreiche Strategien für Beruf und Alltag. Dieses Buch verschafft Ihnen die Möglichkeit, in die „Mokassins des Indianers" zu schlüpfen – Menschen ohne Befehle zu überzeugen. In einem Klima, das alle Beteiligten zu Gewinnern werden läßt.

Ein Buch, das unsere Kreativität fordert und die Leserin, den Leser verantwortungsbewußt handeln läßt – im Beruf wie auch im privaten Alltag.

195 Seiten, 39,80 DM.

Wer ist Gesundheitskiller Nr. 1?

Gisela Friebel/Erika Wellmann

Das Kursbuch der säurefreien Kost. Nach langer Vorbereitung ist es endlich da!

Das revolutionäre Buch der Ernährung. Ein Leitfaden zur Bewältigung aller Ihrer gesundheitlichen Probleme. Ernährung als Basistherapie aller gesundheitlichen Störungen. Reichhaltige Rezeptauswahl für die Zubereitung einer säurefreien Kost.
Unvorstellbar, daß es nicht Dutzender Diäten für alle möglichen Krankheiten bedarf, sondern daß es eine Ernährungsform gibt, die sich bei allen Krankheiten heilsam auswirkt, egal ob Sie an Depressionen oder Rheuma leiden, Herzprobleme oder Durchblutungsstörungen haben usw. oder einfach schöner aussehen wollen. Dieses Buch geht auch kritische Distanz zu Ernährungsweisen, die sich als vollwertig bezeichnen, aber häufig genug nicht zu wirklicher Gesundheit führen.

ISBN 3-929960-04-4   DM 30,–

In Ihrem Buch

Ich habe Krebs! Na und?

sagt die Autorin Gisela Friebel:

Jedes Jahr erkranken über 200 000 Menschen in unserem
Land an Krebs. Die Medizin ist oft machtlos. Das Urteil
Krebs löst Panik und Todesängste aus. Ich selbst bin an
Krebs erkrankt und habe einen Weg aus der Hoffnungslo-
sigkeit gefunden und lebe noch immer. Ich habe erkannt,
daß es an uns ganz allein liegt, ob wir diese Krankheit
besiegen oder nicht. Das Buch wird Kraft zum Weiterkämpfen geben.

ISBN 3-87310-001-0   DM 12,–

Damit Gesundheit bezahlbar bleibt!

„Kosten senken durch Naturheilverfahren, ‚oder' Was am Gesundheitswesen (so) alles faul ist und was zu ändern wäre."

Dr. Rainer Matejka

Hohe Kosten, hohe Versicherungsbeiträge, Gruppenegoismus und steigende Probleme vor allem mit den sogenannten Zivilisationskrankheiten kennzeichnen unser heutiges Gesundheitswesen.

Während viele von einem „Weiter so" reden und meinen, es ginge nur darum, dieses „weiter so" irgendwie zu finanzieren, will das Buch aufzeigen, daß unser Gesundheitswesen zahlreiche Schwachstellen aufweist. Bloße Reparaturen reichen da nicht aus. Vielmehr sind in weiten Bereichen grundlegende Umdenkprozesse notwendig. Im Mittelpunkt dabei: die nachhaltige Integration naturheilkundlicher Denk- und Heilweisen in die medizinische Aus- und Weiterbildung. Doch die Bevölkerung muß mehr als bisher über die Möglichkeiten einer naturgemäßen Heil- und Lebensweise informiert werden.

Alle Reformbemühungen werden jedoch zwecklos sein, wenn sie nicht durch eine Reform unseres Krankenversicherungswesens begleitet werden. Das gegenwärtige System begünstigt vor allem die „Absahner". Es würgt jegliche Eigeninitiative ab, bestraft eine gesundheitsbewußte Lebensweise durch überhöhte Beiträge und belohnt immer diejenigen, die unkritisch die Hand aufhalten. Am

Beispiel der häufigsten Erkrankungen wie etwa Herz-Kreislauf-Erkrankungen, Krebs, Allergien, Rheuma, Osteoporpse und Migräne werden zwanglos die andersgelagerten Denkansätze einer naturheilkundlich ganzheitlich orientierten Medizin geschildert.

Deshalb will das Buch eine Brücke bauen zwischen Naturheilkunde und der Schulmedizin. Denn nur gemeinsam haben beide eine Zukunft.

ISBN 3-927027-09-X   DM 22,80

Ich habe Krebs –
und lebe noch immer

Trotz steigender Ausgaben im Gesundheitswesen sterben heute immer mehr Leute an Krebs. Allein 1987 waren ein Viertel aller Sterbefälle auf eine Krebserkrankung zurückzuführen. Durch falsche Diagnosen und Therapien, die keine sind, werden nicht nur Krebspatienten gefährdet.

Frau Friebel hatte Krebs, wurde operiert und chemotherapeutisch behandelt. Als sie feststellte, daß es ihr dadurch immer schlechter ging, begann sie sich mit Mitteln der Naturheilkunde selbst zu helfen. Im vorliegenden Buch gibt sie viele praktische Ratschläge und beschreibt, warum die einzelnen Mittel wirken. Alles hat sie selbst ausprobiert.

Obwohl ihr ein Arzt prophezeite, daß sie spätestens in einem Jahr „angekrochen" käme, lehnte sie bis zum heutigen Tage jede weitere ärztliche Behandlung strikt ab. Zehn Jahre nach der Operation und Chemotherapie fühlte sie sich wohler denn je.

In Büchern und Vorträgen gibt Frau Friebel Anstöße zum Weiterkämpfen.

„Ich habe Krebs – und lebe noch immer" ist nicht nur für Krebspatienten ein wichtiger Ratgeber.

ISBN 3-929960-02-8   DM 12,–

Sind wir schon alle Versuchskarnickel?

Gisela Friebel / Dr. med. Klaus Hoffmann

Der Titel ist genauso provokativ wie der alltägliche Umgang mit Menschen in den Bereichen Medizin, Pharmazie, Chemie, Umwelt usw. Die Autoren machen bewußt, daß jeder von uns schon längst ein Versuchskarnickel ist und als Spielball vielerlei Interessen dient. Wissenschaftler „forschen" besonders in Medizin und Technik – Menschen bleiben auf der Strecke. Viele sind sich ihres Mißbrauchs nicht bewußt. Allerdings zeigen die Autoren auch Lösungen in dem Chaos auf. Wenn schon Versuchskarnickel, dann sein eigenes! So werden Erfahrungen und Hinweise gegeben, wie man auf ungefährliche Art und Weise besonders im gesundheitlichen Bereich zu eigenem Vorteil – meist erfolgreich – Versuchskarnickel wird. Welch ein Buch!

ISBN 3-928306-03-0   DM 12,–

Heilen ist einfach

Gisela Friebel / Dr. med. Klaus Hoffmann

Medizin auf das Ursprüngliche und im wahrsten Sinne Einfache zurückgeführt. Heilung auf einfachste, ungefährlichste, billige Weise zu bewirken, so wie es die Natur und unsere Vorfahren vorgegeben haben. Das ist der Tenor dieses Buches, der die innerliche und äußerliche Anwendung von Heilerde als Heilmittel in den Mittelpunkt stellt.

Nachvollziehbar von jedem und frei von allen Risiken! Erstaunt wird so mancher Laie (und Fachmann!) über die vielen therapeutischen Möglichkeiten der Heilerde sein.

Äußerliche Anwendung, bei kosmetischen Problemen, eiternden(!) Wunden, Geschwüren, Arthritis und zur Haarwäsche. Innerliche Anwendung zur Giftstoffbindung im Magen-Darm-Trakt bei allen chronischen Krankheiten.

Ein interessantes und für jedermann verständlich geschriebenes Buch mit hohem Informationswert.

ISBN 3-928306-00-6   DM 12,–

Gesundheit fast zum Nulltarif

Gisela Friebel

Können verschiedene Krankheiten wie Diabetes, Rheuma, Schuppenflechte, Migräne und viele andere mehr durch dasselbe Nahrungsmittel gebessert oder geheilt werden?

Was unserem nüchternen Menschenverstand unmöglich erscheint, ist für viele bereits Realität geworden. Durch besondere Aufbereitungsformen von Getreide aus biologischem Anbau (Gärprozeß auf Milchsäurebasis), die eine weitreichende Aufnahme vieler wichtiger Inhaltsstoffe (Vitamine, Spurenelemente, Enzyme) gewährleisten, lassen sich Stoffwechselprozesse gründlich beeinflussen. Dies kann unter Vermeidung grober Ernährungsfehler zu einer so weitreichenden Normalisierung des Stoffwechsels führen, daß oben genannte Krankheitsbilder in vielen Fällen erheblich gebessert oder geheilt werden können.

Erfahrungsberichte Betroffener geben Hoffnung und Mut!

ISBN 3-929960-06-0   DM 12,80

NEU! Original-Vortrag
vom Tages-Seminar in 74182 Willsbach
am 15. Mai 1993
Aufzeichnung des Gesamt-Vortrages
(4 MC mit 6 Std. Gesamtlaufzeit)

Heilen ist einfach

Referentin: Gisela Friebel

Themen der Veranstaltung

- Krebs – Osteoporose – Cholesterin – Immunsystem
- Warum sind Cholesterin nicht und zuviel Eiweiß schädlich?
- Wieviel Kalzium braucht der Mensch?
- Braucht jede Frau Hormone?
- Welche Vitamine reduzieren Krebs um 40%?
- Wie entsteht ein Knoten?
- Benötigt der menschliche Organismus überhaupt Milchprodukte?
- Wie senkt man Bluthochdruck?
- Ist Rheuma, Arthritis, Gicht durch richtige Ernährung heilbar?
- **Heilt richtige Ernährung psychische Erkrankungen?**

ISBN 3-929960-01-X   DM 85,–

In ihrem Buch

Essen Sie gern Tapetenkleister?

setzt sich die Autorin Gisela Friebel mit Fragen der richtigen Ernährung auseinander. Sie zeigt auf, daß viele und schwere Erkrankungen durch falsche Ernährung verursacht sind, weil wir alle uns von der Werbung hinters Licht führen lassen und unserem Körper nicht zu jeder Jahreszeit die Nahrungsmittel zuführen, die er braucht.
Das Buch ist eine echte Hilfe auf dem Weg zu einer gesunden Ernährung

ISBN 3-87310-003-7   DM 10,–

NEU! Soeben erschienen!

Aus Ängsten und Zwängen ins Leben zurück

Ursula und Dr. med. Paul Bernard

Angst- und Zwangsneurosen verbreiten sich „seuchenhaft". Selten erfährt man von **allen** krankhaften Vorstellungen eines solchen Patienten, denn Heimlichtuerei, Vertuschen und Verbergen sind wichtige Bestandteile im Leben solcher Kranker.

An einem Fallbeispiel beschreiben die Autoren den Leidensweg einer jungen Frau, für die es – zunächst scheinbar – aus einem wahren Teufelskreis keinen Ausweg zu geben scheint.

Lesen Sie die erschütternde und schockierende Psychographie dieser jungen Frau, und begleiten Sie den Weg ihrer Heilung.

ISBN 3-929960-05-2   DM 22,80

In ihrem Buch

Ärzte sind nicht allwissend

geht Gisela Friebel-Röhring Irrtümern und Fehlentwick-
lungen der Schulmedizin nach. Sie zeigt auf, welche
schlimmen Folgen es für den Patienten haben kann, wenn
sich die ärztliche Behandlung auf Stahl, Strahl und Chemie beschränkt und dabei die Seele des Kranken außer
acht läßt. Vor allem geht es der Autorin darum, daß in der
Medizin wieder die natürlichen Heilmittel eingesetzt werden, mit denen erstaunliche Erfolge ohne schädliche
Nebenwirkungen erzielt werden können.

ISBN 3-87310-002-9   DM 10,–

Zwischen Ethik und Profit

Edgar Berbuer

Arzt und Patient als Opfer eines Systems

Ein Arzt packt aus. Schuld daran ist unser Gesundheitssystem, das Arzt wie Patient dazu verführt, von den Pfaden der Moral und Ethik abzuweichen. Moral ist Luxus und wird bestraft mit Leistungsentzug.

Das Vertrauensverhältnis zwischen Arzt und Patient bleibt davon nicht unberührt. Zwänge und Ängste, die daraus entstehen, lassen Vertrauen schwinden und Mißtrauen wachsen. Eine offene Front nach vielen Seiten entsteht. Das Fazit lautet: Unsere Medizin ist krank, reduziert auf intensive technische Diagnostik und ausgiebige Medikamentenverordnung. Der Mensch, der Patient als Ganzes verschwindet aus dem Blickwinkel. Die Medizin degeneriert immer mehr zu einem profanen Dienstleistungsunternehmen, in dem der Mensch zu kurz kommen muß. Sein Körper wird fachärztlich aufgeteilt, für Seele und Gefühle ist da kein Platz mehr.

Dieses Buch ist keine Schuldzuweisung. Es ist die Bilanz eines engagierten Arztes für Allgemeinmedizin aus vorderster Frontlinie. Es ist ein Hilferuf an alle, die sich für die Medizin und unser Gesundheitssystem verantwortlich fühlen. Angesprochen sind Patienten, Ärzte, Politiker, Juristen, Journalisten, Versicherungen, Gewerkschaften und die Verantwortlichen für die medizinische Ausbildung.

Dr. med. Berbuer appelliert an Ethik und Moral aller, die die Verantwortung dafür tragen, wie die Zukunft an die Solidarität des einzelnen, aus sozialer Absicherung kein Ausbeuteverhalten zu entwickeln. Unser Gesundheitssystem ist kein Selbstbedienungsladen. Das würde über kurz oder lang Konkurs bedeuten.

ISBN 3-927027-04-9   DM 24,80

Mein kleines Wunderbuch

will auch anderen Neurodermitis-Kindern helfen

Ortrun Brodt-Weinlich

Das kleine Mädchen Inja war bereits als Baby am ganzen Körper an Neurodermitis erkrankt. Während sich die Mutter intensiv mit ihrer Tochter beschäftigte, entwickelte sie ein Programm von Therapie-Maßnahmen.

Daraus wurde „Mein kleines Wunderbuch...", in dem die an Neurodermitis erkrankte Inja erzählt, was sie und ihre Mutter tun, um die Krankheit schließlich völlig zu überwinden. Die heute völlig symptomfreie Inja meint: „Mein kleines Wunderbuch soll auch anderen Kindern helfen."

Die Autorin Ortrun Brodt-Weinlich gestaltete in Zusammenarbeit mit dem Verlag ein Büchlein, aus dem Eltern ihren kleinen Kindern vorlesen und anhand vieler beispielhafter, farbiger Bilder zeigen können, was sie tun und lassen müssen, um die Krankheit Neurodermitis zu überwinden.

Im Anhang enthält „Mein kleines Wunderbuch" Rezepturen für Pflegemittel und Salben sowie Rezepte für Mahlzeiten und Leckereien, die bei Neurodermitis Linderung bringen und die Heilung fördern. Ein Therapiebuch für Eltern und ihre Kinder ab drei Jahren.

ISBN 3-927027-01-4   3. Auflage   DM 22,80

Pro und Contra
Rohkost-Ernährung

Jamila Peiter

Jamila Peiter zeigte Mut und hat das Tabu der Verfechter der reinen Rohkostlehre gebrochen. Nach enthusiastischen Jahren mit der „Heilkost" sieht sie nicht allein die Pro-Seite dieser naturbelassenen unerhitzten Frischkost, sondern nimmt auch zunehmend die Contra-Seite zur Kenntnis. In ihrer dritten überarbeiteten Auflage von „Die Heilkraft der Vitalernährung" läßt die Autorin ihre langjährigen Erfahrungswerte mit der Rohkost einfließen und ändert zwangsläufig den Buchtitel ab zu „Pro und Contra Rohkost-Ernährung". Ihr engagierter Einsatz für naturbelassene Nahrung und ihr späteres kritisches Hinterleuchten dieser Ur-Nahrung des Menschen sind untrennbar mit ihrem persönlichen Schicksal verbunden. Ihr selbst war das Leidenspäckchen „Immunschwäche" bereits mit in die Wiege gelegt, was eine „unendliche Krankengeschichte" auslöste. Kaum ein Organ ihres Körpers blieb von Krankheiten verschont. Die Wende 1979 verdankte sie Dr. med. M. O. Bruker. Das Unglaubliche geschah: Nach zehn Tagen der Umstellung auf Rohkost war Jamila Peiter beschwerdefrei. Das Thema Ernährung bestimmte seitdem ihr Leben. 1981 ließ sie sich bei Dr. Bruker zur Gesundheitsberaterin ausbilden, eröffnete in Frankfurt/ Main einen Naturkostladen, ging mit Vorträgen und Seminaren über Vollwertkost an die Öffentlichkeit und hält seitdem Kontakt mit vielen Rohkost-Anhängern. 1984

befaßte sie sich außerdem intensiv mit der Instinkt-Thera-
pie von Guy Claude Burger in seinem Therapie-Zentrum
in Paris.

In ihren ersten Rohkost-Jahren zählte nur die Pro-Seite
dieser vitalisierenden Kostform. Ja, ihre Überzeugung
nahm solch fanatische Züge an, daß jeder Verstoß gegen
die selbstauferlegten Ernährungsregeln ein schlechtes Gewissen erzeugte und schon der Verzehr einer gekochten
Kartoffel in Selbstvorwürfen endete!

Doch ab dem vierten Rohkostjahr kamen die Rücken-
schmerzen und Magen-Darm-Beschwerden zurück und
öffneten der Autorin zunehmend Auge und Ohr für die
Contra-Seite. Sie mußte feststellen, daß mit jedem weiteren Rohkostjahr „Körper und Seele immer mehr auf der
Strecke blieben". Eine Umfrage-Aktion der Autorin
brachte außerdem zum Vorschein, daß etwa 90 Prozent der
antwortgebenden Rohköstler (522 von 1000) durch die
Umstellung auf reine Rohkost – genau wie die Autorin
selbst – eßsüchtig geworden waren. Und Sucht bedeutet
immer ein Mangel. Diese Extrem-Erfahrungen in der
Rohkost-Szene haben sich inzwischen auf ein gesundes
Maß eingependelt und stabilisiert. Nach Ansicht der Autorin ist „eine Ernährungsform in gleichem Maße nützlich,
wie sie von Körper, Seele und Geist nicht nur angenom-
men, sondern tagtäglich praktisch umgesetzt werden
kann".

Wer in dem Buch naturwissenschaftliches Detailwissen
und Fakten über Nährstoffe, Vitamine, Mineralstoffe und
Spurenelemente erwartet, wird nicht auf seine Kosten
kommen. Wer jedoch an erlebten Erfahrungen mit der
Vitalkost interessiert ist und seine Ernährungsweise

grundsätzlich und kritisch überdenken möchte, wird diesem Buch eine Fülle von konkret umsetzbaren Anregungen und auch Kontakt-Adressen entnehmen können.

ISBN 3-927027-08-1   3. Auflage   DM 30,–

Neu im Ariane Verlag:

In der 6. überarbeiteten Auflage

Die Heilkraft der Eigenharn-Therapie

Ingeborg Allmann

beschreibt die Autorin die verschiedenen Methoden der Urin-Therapie. Gleichzeitig finden Sie eine Reihe von Fall-Beispielen, die zeigen, daß die älteste Therapie der Menschheit vorbeugt und modernste Krankheiten heilt, z.B.:

Allergien, Asthma, chronische Bronchitis, Ekzeme, Gefäßerkrankungen, Herzinfarkt, Infektionskrankheiten, Krebs, Magen-Darmprobleme, Mykosen, Psoriasis, Rheuma, TBC usw.

ISBN 3-929960-08-7   DM 24,80

Die Kleidung – unsere zweite Haut

Paulus Johannes Lehmann

„Kleider machen Leute" ist ein geflügeltes Wort. Doch daß von der Kleidung eine gesundheitliche und ökologische Wirkung ausgeht, ist weniger bekannt. Hier will Paulus Johannes Lehmann mit seinem Fachbuch „Die Kleidung – unsere zweite Haut" Abhilfe schaffen. Jetzt ist die dritte weitgehend überarbeitete Ausgabe des Buches erschienen. Sie kann als Fundgrube an Wissen und praktischen Anregungen rund um die Kleidung bezeichnet werden. Der Themenkreis reicht von der Beschreibung der Vor- und Nachteile aller herkömmlichen Materialien bis zu zahlreichen Einkaufs- und Pflegetips. Auch die kaum bekannte Funktion der Kleidung als Therapie wird erläutert. Das umfangreiche Stichwortverzeichnis macht das Buch zu einem Nachschlagewerk.

ISBN 3-927027-05-7   3. Auflage   DM 39,80

Nahrung für deine Seele

Gisela Friebel/Dr. med. Klaus Hoffmann

„Nahrung für deine Seele" ist in erster Linie eine Hilfestellung für verzweifelte Angehörige psychisch Erkrankter. Aber auch Therapeuten, die auf dem Weg sind, wirklich helfen zu wollen, können damit arbeiten. Die Autoren verweisen auf vollkommen neue Wege, die auch jeder Laie gefahrlos gehen kann. Das Buch ist ein Wegweiser für die richtigen Nährstoffe und Verfahren, wie man psychisch Kranken wirklich helfen kann. Da es sich hier um ein so brisantes Thema handelt, kommen auf weiten Strekken Fachexperten zu Wort. Es wird über die Nebenwirkungen von Medikamenten sowie Elektroschocks aufgeklärt. Auch werden ganz konkrete Hinweise gegeben, wo man Hilfe bekommen kann.

Bestellen Sie das Buch über Ariane Verlag GmbH, Hattsteiner Straße 2, 61462 Königstein/Falkenstein

ISBN 3-929960-03-6   DM 14,80

Bestell-Liste des Genius-Versandes

(Stand Dez. 1994)

Bücher:

Der Körper lügt nicht, Diamond	26,— DM
Nahrung für deine Seele, Friebel/Hoffmann	14,80 DM
Ärzte sind nicht allwissend, Friebel	10,— DM
Essen Sie gern Tapetenkleister? Friebel	10,— DM
Ich habe Krebs! – Na und? Friebel	12,— DM
Ich habe Krebs und lebe noch immer, Friebel	12,— DM
So stärken Sie Ihr Immunsystem, Nöcker	14,80 DM
Sind wir schon alle Versuchskarnickel? Friebel	
	12,— DM
Die heilende Kraft des Lichts, Dr. Libermann	38,— DM
Enzyme, Bausteine des Lebens, Dr. Glenk	12,80 DM
Säure-Basen-Gleichgewicht, Vasey	24,— DM
Tun Sie's doch, Kassorla	9,90 DM
Sternzeichen, Linda Goodmann	14,90 DM
Astrologie sonnenklar, Goodmann	39,80 DM
Rheuma heilt man anders, Dr. Hoffmann	36,— DM
Heilen ist einfach, Friebel/Dr. Hoffmann	12,— DM
Gesundheit fast zum Nulltarif, Friebel	12,80 DM
Krebs durch Umwelteinflüsse	26,80 DM
Warum Engel fliegen können, Taylor	12,80 DM
Kleidung, unsere 2. Haut, Lehmann	39,80 DM
Zwischen Ethik und Profit, Berbuer	24,80 DM
Wer ist Gesundheitskiller Nr. 1? Friebel/W.	30,— DM
Pro und Contra Rohkost-Ernährung, Jamila Peiter	
	30,— DM

Audio-Kassetten:

4 Kassetten Tagesseminar Frau Friebel
  6 Std. Laufzeit   85,— DM

Subliminal-Kassetten von Dr. Grünn
Jeder Titel umfaßt zwei Stereo-Kassetten.
Gesamte Spieldauer ca. 100 Minuten
Einfach zuhören und …

Nichtraucher werden	29,80 DM
Gedächtnis verbessern	29,80 DM
Angst besiegen	29,80 DM
sexuelles Erleben bereichern	29,80 DM
von Depressionen befreien	29,80 DM
wieder gut schlafen	29,80 DM
innere Heilkraft wecken	29,80 DM
Einsamkeit überwinden	29,80 DM
Schmerzen lösen	29,80 DM
leichter lernen	29,80 DM
sich entspannen	29,80 DM
Fähigkeiten entdecken	29,80 DM
Willenskraft und Selbstdisziplin entwickeln	29,80 DM
Autogenes Training:	
Entdecken Sie die heilende Kraft	36,80 DM
Mentales Training:	
Entdecken Sie die Kraft Ihrer Gedanken	36,80 DM

Videos:

Nie wieder Rückenschmerzen	39,80 DM
Fitneßprogramm, besonders gut	
für Menschen in sitzenden Berufen	49,80 DM
Tai Chi, Das sanfte Fitneßprogramm	
für jedes Alter	49,80 DM

Eichenrinde, 200 ml	11,90 DM
Golden Jacca, plus, ca. 240 Stück	180,— DM
Lichtkapseln, 100 Stück	100,— DM
Teststreifen, 100 Stck.	8,— DM
Purpurplatte, groß	79,— DM
Purpurplatte, klein	29,— DM
Purpurscheibe, 4 cm	12,— DM
Purpurohrringe, Paar	35,— DM
Hara Ultratuch	13,50 DM
Kühlschrankfrisch	50,— DM
Grüner Daumen	25,— DM
Hirse Augenkissen 11 × 24 cm	18,— DM
Hirse Nackenrolle 16 × 50 cm	89,— DM
Hirse Kissen 40 × 60 cm	78,— DM
Hirse Kissen 40 × 40 cm	46,— DM
Hirse Autokissen 34 × 46 cm	48,— DM
Hirse Kissen 30 × 40 cm	44,— DM
Chufas Nüssli, gut für Nerven u. Darm, 200 g	5,50 DM
Rubin-Gläser	21 + 38,— DM
Weizengrassaftpressen	98,— DM
Ano	41,— DM
Irrigator	25,— DM
Klysopumpe (Darmspülgerät)	34,50 DM

Vertrieb:

Genius Versand, Postfach 47 01 12, 48075 Münster,
Tel. u. Fax 0 25 06/24 19
Der Naturarzt-Bücherservice,
Feldbergstraße 2, 61462 Königstein,
Fax 0 61 74/39 38